DICTIONNAIRE DES RÉGIMES ET DES CALORIES

Sous la direction de l'équipe
de la Centrale d'achats Maxi-Livres

Direction
Alexandre Falco

Responsable des publications
Françoise Orlando-Trouvé

Responsable de la collection
Stéphanie Lascar

Fabrication
Antonio Sanchez
Guillaume Bogdanowicz

Pierre Ripert

DICTIONNAIRE DES RÉGIMES ET DES CALORIES

AVERTISSEMENT

Les éléments contenus dans ce livre sont donnés à titre informatif. Ils ne peuvent être en aucun cas assimilés à des recommandations ou à des prescriptions médicales. Les techniques, régimes et suggestions proposés dans cet ouvrage n'engagent pas l'éditeur et seront utilisés sous la seule responsabilité des lecteurs.
Nous vous conseillons de consulter un médecin si vous avez un véritable problème de santé.

Ouvrage réalisé avec la collaboration
de Marie Ripert (recherches caloriques)
et d'Anne Ripert (Agenda-Minceur)

PRÉFACE

– Comment choisir son régime amaigrissant ?
– Comment organiser un régime adapté à sa personnalité ?
– Comment maîtriser son poids ?
– Comment calculer ses calories-repas…

Ce *Dictionnaire des régimes et des calories* est un guide du « bien maigrir ». Il fourmille d'informations, de trucs et d'astuces pour mener à bien un régime efficace ; il met la diététique, avec ses protides, lipides, glucides et autres fibres, à la portée de tous. Du calcul de votre « poids idéal » à la façon de « peser » les aliments dans votre assiette (grâce à ses tables caloriques), il vous donne tous les atouts pour réussir votre amincissement.

Un *Agenda-Minceur*, en fin d'ouvrage, vous permettra pendant trois mois de mesurer quotidiennement les calories absorbées, de les comparer avec vos besoins énergétiques et de noter vos progrès.

Perte (pour ceux qui ont un surpoids) ou gain (pour les maigres qui veulent s'épaissir) de kilos sont affaire de patience, de persévérance et de technique : si vous avez les deux premières, ce *Dictionnaire des régimes et des calories* vous apporte la troisième. Avec lui, que vous agissiez seul(e) ou avec l'assistance d'un diététicien, vous saurez organiser votre régime, et maîtriser avec efficacité votre poids.

SOMMAIRE

TOUT CE QU'IL FAUT SAVOIR AVANT DE COMMENCER UN RÉGIME

POIDS IDÉAL

Les méthodes de calcul du poids idéal sont variables. Le poids dépend de la taille, du squelette, de la musculature et de l'âge.
Pour un calcul rapide du poids idéal, voici deux « équations », aussi approximatives l'une que l'autre :
– Poids idéal = taille (cm) – 100 ; ainsi, une personne de 168 cm devrait peser 68 kg (168 – 100).
– Poids idéal = taille (cm) – 110 ; ainsi, une personne de 168 cm devrait peser 58 kg (168 – 110).

Méthode qui tient compte de l'âge

Poids idéal = (Taille en cm – 110) + (âge divisé par 10) × 0,9.

Exemple pour une personne de 168 cm âgée de 42 ans :
(168 – 110) + (42 : 10) × 0,9 = 58 + (4,2 × 0,9) = 58 + 3,78 = 62 kg.
Avec la première méthode ci-dessus, on aurait obtenu 68 kg et avec la seconde 62 kg…

Méthode qui tient compte du sexe

Femme : Poids idéal = (Taille en cm – 110) + (taille en cm – 150) : 2.
Exemple pour une femme de 168 cm : (168 – 110) + [(168 – 150) : 2] = 58 + 9 = 67 kg
Homme : Poids idéal = (Taille en cm – 110) + (taille en cm – 150) : 4.
Exemple pour un homme de 182 cm : (182 – 110) + [(182 – 150) : 4] = 58 + 9 = 80 kg

Méthode qui tient compte du squelette

L'évaluation du squelette consiste à entourer votre poignet avec le pouce et l'index de l'autre main pour évaluer votre ossature :
– Pouce et index se chevauchent : **squelette léger**
– Pouce et index se touchent : **squelette moyen**
– Pouce et index ne se touchent pas : **squelette lourd**
Une autre méthode consiste à mesurer votre tour de poignet avec un mètre-ruban :
– moins de 16 cm : **squelette léger**
– entre 16 et 20 cm : **squelette moyen**
– plus de 20 cm : **squelette lourd**

POIDS IDÉAL FEMME

TAILLE (en cm)	Squelette léger	Squelette moyen	Squelette lourd
148	41 – 45	44 – 48	48 – 54
149	42 – 45	44 – 49	48 – 55
150	43 – 46	45 – 50	49 – 56
152	44 – 47	46 – 62	50 – 57
154	45 – 49	47 – 52	51 – 58
156	46 – 50	48 – 54	52 – 59
158	47 – 50	49 – 55	53 – 60
160	48 – 52	50 – 56	54 – 61
162	49 – 53	51 – 57	55 – 63
164	50 – 54	53 – 59	57 – 65
166	51 – 55	54 – 60	58 – 66
168	53 – 57	55 – 62	59 – 67
170	54 – 58	57 – 64	61 – 69
172	55 – 60	58 – 65	62 – 70
174	57 – 61	60 – 66	64 – 71
176	58 – 62	61 – 68	65 – 73
178	60 – 64	62 – 69	67 – 75
180	61 – 66	64 – 71	68 – 77
182	63 – 67	65 – 72	69 – 78
184	64 – 69	67 – 74	71 – 80

POIDS IDÉAL HOMME			
TAILLE (en cm)	Squelette léger	Squelette moyen	Squelette lourd
157	51 – 54	53 – 58	57 – 64
158	51 – 55	54 – 59	58 – 64
160	53 – 56	51 – 55	59 – 66
162	53 – 57	56 – 61	60 – 67
164	54 – 58	57 – 62	61 – 69
166	55 – 59	58 – 63	62 – 70
168	56 – 60	59 – 65	63 – 72
170	58 – 62	61 – 67	65 – 74
172	59 – 63	62 – 68	67 – 75
174	61 – 65	63 – 70	68 – 77
176	62 – 66	65 – 71	70 – 78
178	64 – 68	66 – 73	71 – 80
180	65 – 69	68 – 75	73 – 82
182	66 – 71	69 – 76	74 – 83
184	68 – 72	71 – 79	76 – 85
186	69 – 74	73 – 81	77 – 87
188	71 – 76	74 – 82	79 – 89
190	72 – 77	76 – 84	81 – 91
192	73 – 78	78 – 86	82 – 92
194	75 – 80	80 – 88	84 – 94

Méthode IMC

L'IMC est l'Indice de Masse Corporelle. Cette méthode est la plus fiable, et c'est celle qu'utilisent les nutritionnistes lorsqu'ils vous pèsent avant de déterminer le régime qui va convenir à votre cas.
IMC = Poids divisé par le carré de la taille (en m).
IMC d'une personne mesurant 1,82 m et pesant 83 kg :
83 : 1,82 × 1,82 = 25,08

Interprétation de l'IMC :
- Lorsque l'IMC est compris entre 20,5 et 25 [20,5 < *IMC* < 25] : poids idéal.
- Lorsque l'IMC est compris entre 25 et 28 [25 < *IMC* < 28] : surpoids.
- Lorsque l'IMC est supérieur à 28 [28 < *IMC*] : obésité.
- Lorsque l'IMC est inférieur à 20,5 [*IMC* < 20,5] : manque de poids.

ÉQUILIBRE ALIMENTAIRE

Manger équilibré, c'est ingérer quotidiennement environ entre 2 000 et 3 000 calories, selon son sexe, sa taille et son activité.

Manger équilibré, c'est manger en moyenne 55 % de glucides, 30 % de lipides, et 15 % de protides, soit entre 1 100 et 1 650 calories de glucides, 600 et 900 calories de lipides, 300 et 450 calories de protides (donc un total quotidien entre 2 000 et 3 000 calories). C'est aussi boire (60 % de notre organisme est composé d'eau), mais pas n'importe quel liquide : les boissons alcoolisées et sucrées sont toujours à consommer avec modération !

Manger équilibré implique de connaître les propriétés des aliments que nous absorbons. C'est le thème de ce livre.

À retenir :

100 g de glucides	**=**	**400 calories environ**
100 g de lipides	**=**	**900 calories environ**
100 g de protides	**=**	**400 calories environ**
100 ml d'alcool	**=**	**700 calories environ**

CALORIES (BESOIN QUOTIDIEN THÉORIQUE)

Selon vos activités physiques (réfléchir, par exemple nécessite plus de calories que courir...) vous dépensez en moyenne (ces chiffres concernent les adultes) :

	Homme	Femme
au repos	2 100 cal	1 800 cal
activité physique moyenne	2 700 cal	2 000 cal
grande activité physique	3 000 cal	2 200 cal
activité sportive intense	3 500 cal	2 700 cal

Autre tableau, lui aussi théorique, mais qui tient compte de l'âge :

	Homme	Femme
10 à 13 ans	2 200 cal	2 100 cal
13 à 15 ans	2 500 cal	2 300 cal
15 à 19 ans	3 000 cal	2 400 cal
19 à 25 ans	2 600 cal	2 200 cal
25 à 51 ans	2 400 cal	2 000 cal
51 à 65 ans	2 200 cal	1 800 cal
après 65 ans	1 900 cal	1 700 cal

À ces estimations des besoins caloriques selon l'âge, il convient d'ajouter des calories supplémentaires, selon l'activité (voir rubrique *Sport et calories*) :
activité modérée : 600 cal
activité forte : 1 200 cal
activité intense : 1 600 cal

Lorsqu'on entreprend un régime amaigrissant, on doit réduire sa prise de calories quotidienne, afin que l'organisme puisse brûler les calories qu'il a mises en réserve (notamment sous forme de graisse).
Ainsi, il ne faudrait absorber, selon les cas ci-dessous, que :
1 800 cal pour un(e) adolescent(e) un peu rond(e) ;
1 500 cal pour un(e) adolescent(e) trop rond(e) ;
1 800 cal pour un gros mangeur ;
1 500 cal pour un mangeur en « déséquilibre » alimentaire ;

1 200 cal pour une personne déjà au régime ;
1 800 cal pour une femme enceinte ;
1 200 cal pour un ex-fumeur qui a grossi ;
1 500 cal pour un fumeur qui a décidé d'arrêter le tabac...

Ces moyennes sont arbitraires et elles ont été déterminées pour des individus d'une taille moyenne de 1,70 m pour les hommes et de 1,60 m pour les femmes.
Le poids dépend de la taille et vice versa. D'où la nécessité de déterminer son poids idéal (voir cette rubrique).

Pour perdre 1 kg, il faut diminuer ses apports de 7 000 à 8 000 calories, soit 1 000 calories par jour de moins que l'apport habituel. Ne descendez donc pas en dessous de 1 200 calories par jour sans suivi médical. Aussi faut-il, quand c'est possible, pour maigrir, combiner une restriction calorique modérée et une activité physique (voir rubrique *Sport et calories*).

GLUCIDES

Les glucides, ou sucres, sont des hydrates de carbone. Ils constituent la source d'énergie de notre corps. Digérés, ils donnent du glucose, lequel permet d'oxyder le carbone en gaz carbonique. Ils apportent 4 calories par gramme environ. Leur intérêt est surtout énergétique.

On distingue classiquement les sucres d'absorption rapide et les sucres d'absorption lente. Un apport trop élevé en glucides contribue à accroître la masse graisseuse.

Nous avons donc :
– **Les sucres rapides** (sucre, fruits, pâtisseries, confiseries, chocolat, lactose du lait, fructose des fruits...). Ils ont un index glycémique élevé, c'est-à-dire qu'ils provoquent une production importante

de glucose. Cette production entraîne une libération massive d'insuline. Le rôle de l'insuline est de transformer le glucose en glycogène, lequel est aussitôt stocké dans l'organisme, provoquant, notamment, ce maudit surpoids…
– **Les sucres lents**, à base surtout d'amidon (céréales et dérivés, pommes de terre, pâtes, riz, pain, tous les féculents, légumes secs…), contiennent eux aussi du glucose. Mais ils renferment davantage de vitamines, de minéraux et de protéines. Et ils ont un index glycémique bas, n'entraînant pas de pic d'insuline car le glucose est délivré petit à petit, ce qui évite la fringale (envie de manger avec une impression de vide dans l'estomac) et les malaises.

L'excès de sucre dans le sang, ou **hyperglycémie** entraîne le diabète : l'organisme ne parvient pas à oxyder totalement les hydrates de carbone, ou glucides. Il faut lui réinjecter de l'insuline pour faire face à l'afflux de sucre, afin d'éviter le *coma diabétique*.

L'**hypoglycémie** traduit, au contraire, l'état où l'insuline libérée est trop importante, d'où vertiges, nausées et évanouissements.

PROTIDES

Les protéines (ou protides, ou acides aminés) sont indispensables au corps humain : elles participent à la construction et au fonctionnement des cellules, des muscles, du cœur, du foie, du cerveau, des reins, des anticorps... et fournissent de l'énergie.

Elles apportent 4 calories par gramme. Elles se retrouvent essentiellement dans les viandes, les poissons, les œufs, les laitages. Pour un bon équilibre alimentaire, il faut absorber aussi bien des protéines de source animale que des protéines de source végétale.

Notre organisme synthétise certaines protéines. On les nomme les *acides aminés non essentiels*. Mais certaines de ces protéines doivent absolument être ingérées, car nous sommes dans l'incapacité de les produire. Il s'agit des *protéines essentielles*.

Quand nous ingérons des protéines, elles servent à construire et à entretenir tout l'appareil musculaire. Lorsque l'on ingère trop de protéines, elles sont stockées dans l'organisme, sous forme de glycogène ou de graisse. De plus, certaines protéines (comme la viande) sont étroitement liées aux graisses saturées. La meilleure protéine, souvent prise comme référence, est celle du blanc d'œuf. Les diététiciens recommandent la consommation de poissons, car ils contiennent autant de protéines que les viandes, mais avec moins de lipides.

L'apport en protéines par repas, pour un individu moyen est de 30 à 40 g. On recommande aux sportifs de manger souvent des protéines et des vitamines pour développer leur masse musculaire (ainsi, ils font coup double : ils évitent le stockage sous forme de graisse et les carences en acides aminés). Les nutritionnistes recommandent 1 g de protéines par kilo de poids de corps, mais les *body-builders* ont des gains musculaires plus importants lorsqu'ils consomment au moins 2 à 3 g de protéines par kilo de poids de corps.

LIPIDES

Les lipides ou graisses ont mauvaise presse. On les rend souvent responsable de nos petites rondeurs. Mais ingérés dans des quantités raisonnables, ils sont nécessaires et précieux. Ils permettent de lutter contre le froid, apportent des vitamines (A, D, E, K...) et sont indispensables au bon fonctionnement de notre organisme.

Ils apportent 9 calories par gramme, et constituent les réserves énergétiques de l'organisme. On les trouve dans l'huile, le beurre, la margarine, mais aussi dans les viandes rouges, la charcuterie, le chocolat, le lait entier, la crème fraîche et les fromages, les sauces...

Les lipides comprennent deux catégories : le cholestérols, minoritaire, et les acides gras. Ces derniers se divisent également en trois catégories :

– les **acides gras saturés** (graisses d'origine animale : beurre, lard, laitages, saindoux, viandes…)
– les **acides gras mono-insaturés** (huile d'olive, huile d'arachide…)
– les **acides gras poly-insaturés**, aussi appelés acides gras essentiels, car ils ne peuvent être obtenus que par l'alimentation. On en trouve dans les huiles végétales (huile de tournesol, de soja, de noix), les poissons gras. Les nutritionnistes, afin d'éviter l'apparition d'artériosclérose (durcissement des artères) ou pour freiner son évolution, préconisent l'équilibre suivant :
– les acides gras saturés : 25 %
– les acides gras mono-insaturés : 50 %
– les acides gras poly-insaturés : 25 %

L'absorption de graisses saturées peut entraîner une forte augmentation du taux de cholestérol, et par là même des risques de maladies cardiovasculaires. Le cholestérol est un corps gras présent dans les cellules et les liquides du corps. Il est indispensable à l'organisme, et notamment à l'origine des hormones sexuelles, de la cortisone et des sels biliaires… Le foie synthétise 70 % de nos besoins en cholestérol, les 30 % restant proviennent de notre alimentation.

Le cholestérol est transporté dans le sang à l'intérieur d'une enveloppe de protéine, la lipoprotéine. On distingue la lipoprotéine de faible densité (LDL) de la lipoprotéine de haute densité (HDL). Lorsqu'une alimentation est trop riche en graisses animales, la LDL se fixe sur les parois des artères (les HDL en sur-stock sont, elles, détruites par le foie). Voilà pourquoi on parle de bon cholestérol (HDL) et de mauvais cholestérol (LDL), qui bouche les artères. On évite l'excès de cholestérol en réduisant sa consommation de graisses saturées (graisses animales) et d'alcool.

APPÉTIT : *CITATIONS*...

L'appétit vient en mangeant, la soif s'en va en buvant. *(François Rabelais)*
Ventre affamé n'a point d'oreilles. *(Jean de La Fontaine)*
Ventre affamé n'a point d'oreilles, mais il a un sacré nez ! *(Alphonse Allais)*
Crois-tu qu'on puisse être bien tendre lorsqu'on manque de pain ? *(Abbé Prévost – Manon Lescaut)*

FIBRES

On trouve les fibres uniquement dans les aliments végétaux, et en quantité diverses. Les fibres ne sont pas absorbées par notre organisme (contrairement à d'autres espèces, comme les ruminants par exemple), mais leur ingestion facilite le transit intestinal.

Elles apportent peu ou presque pas de calories, mais en absorbant l'eau au cours de la digestion, elles alourdissent les selles, régularisent le transit intestinal et évitent la constipation. Elles sont un laxatif naturel, et leur rôle est bénéfique à condition qu'elles aient assez d'eau pour les imprégner ; sinon, elles peuvent irriter le tube digestif. L'excès d'ingestion de fibres peut entraîner ballonnements et flatulences.

L'organisme a besoin de 15 à 20 g de fibres par jour, et il les trouve aisément dans les légumes et les fruits ou dans le pain complet.

Sont riches en fibres : les amandes, les dattes, les figues séchées, les flocons d'avoine, les haricots secs, les lentilles, le pain complet, les petits pois...

EAU

Il faut boire de l'eau... en moyenne 1,5 l par jour (en plus de l'eau contenue dans les aliments). L'eau, élément essentiel de l'alimentation, contient des oligo-éléments (voir ce mot) et des sels minéraux (voir ce mot) indispensables à notre organisme. Celui-ci a besoin des sept minéraux contenu dans l'eau : le chlore, le calcium, le magnésium, le sodium, le potassium, le soufre et le phosphore. Il a aussi besoin d'oligo-éléments (eux aussi des minéraux) comme le fer, le zinc, le fluor, le sélénium, le manganèse, le chrome, le cuivre, le cobalt, l'arsenic, le cadmium, l'iode, l'étain...

L'eau du robinet n'est pas, selon les régions, toujours à recommander. On y trouve parfois, lorsqu'elle provient de zones agricoles, des nitrates, ou un léger arrière-goût javellisé. Les eaux minérales mises en bouteille sont, quant à elles, surveillées. Les eaux gazeuses sont à consommer en alternance avec des eaux plates. Une consommation permanente d'eau gazeuse entraîne des... gaz et peut provoquer une irritation du colon (colite).

Voici un bref comparatif de la composition en sels minéraux des eaux minérales les plus connues en France :

En mg/l	Chlorures	Calcium	Magnésium	Sodium	Potassium
Badoit	272	102	180		
Contrex	11	451	66	8	8
Évian		78	24	5	1
Perrier	31	140	3,5	14	1
Vichy St Yorre	280	113	12	1 679	130
Hépar	11	591	134	21	4,2
Vittel	6	202	36	3	5,8
Volvic	7,5	10,4	6	8	5,4

Il faut boire régulièrement tout au long de la journée, mais en évitant vin et bière, qui contiennent de l'alcool, et boissons sucrées, qui contiennent du saccharose. Thé, café et tisane, comme l'eau pure, n'apportent pas de calories. Potages et soupes fournissent aussi un bon apport en eau, mais attention aux bouillons gras et à la composition des soupes en sachets ! Un litre d'eau environ est fourni par l'alimentation (fruits et légumes sont composés de 80 à 90 % d'eau ; viandes et poissons de 70 % ; seuls les huiles et le sucre ne contiennent pas d'eau).

Pourquoi faut-il boire autant ? Parce qu'on élimine quotidiennement de 1 à 1,5 l dans les urines et 500 ml par la transpiration (à température « normale »), sans compter les 300 ml de vapeur que l'on expire (plus si l'on parle, ou si l'on respire fort lors d'exercices physiques) et les 100 ml évacués dans les selles. Le manque d'eau favorise la formation de calculs rénaux, la constipation ainsi que la fatigue.

OLIGO-ÉLÉMENTS

Propriétés des oligo-éléments contenus dans l'eau minérale et dans l'alimentation :

Aluminium : prévient l'atonie et l'insomnie.

Argent : antiseptique.

Arsenic : renforce les réactions de défense de l'organisme, puissant reconstituant de la cellule nerveuse.

Bismuth : action sur les tissus lymphatiques.

Carbone : stimule les défenses de l'organisme.

Cobalt : c'est un régulateur des troubles du système sympathique et parasympathique, aussi préconisé lors des anémies.

Cuivre : antiseptique.

Étain : joue sur les staphylococcies.

Fer : indispensable à l'organisme pour porter l'oxygène, sa carence entraîne l'anémie (manque de globules rouges dans le sang). Il est peu fréquent dans

les aliments, toutefois on le trouve dans les épinards, les légumes secs, les céréales, le persil et les coquillages.
Fluor : joue sur la qualité du squelette et des dents !
Iode : joue sur la thyroïde.
Lithium : calmant.
Manganèse : antiallergique.
Nickel : oxydoréducteur, il permet de lutter contre la cellulite, l'obésité, le diabète...
Or : antiseptique.
Sélénium : antioxydant, il permet de lutter contre la dégénérescence des cellules.
Silicium : catalyse les glandes endocrines.
Zinc : il régule les fonctions hypophysaires et est indispensable pour la croissance, avoir une belle peau et de beaux cheveux. On le trouve, notamment, dans les coquillages.

L'homéopathie propose les oligo-éléments sous forme de granules.

SELS MINÉRAUX

Propriétés des minéraux contenus dans l'eau minérale et dans l'alimentation :
Calcium : prévient la décalcification et l'ostéoporose.
Ce sont, avec l'eau minérale, les produits laitiers qui apportent le calcium à l'organisme, d'où la nécessité d'en consommer tous les jours, notamment sous forme de yaourt (car pauvre en graisse et riche en protéines).

Chlore : associé au sodium, il est fourni à l'organisme par le sel (chlorure de sodium). Il y a peu de risque de carence.

Magnésium : il participe au métabolisme des lipides, glucides et protéines. Il permet la destruction des corps étrangers par les globules blancs et la formation d'anticorps. Il solidifie les os. Il participe au bon fonctionnement de l'ensemble des organes et des systèmes musculaires (entre autres, il régule le rythme cardiaque et rend moins irritable). Il est anti-stress, anti-fatigue, antiallergique et anti-inflammatoire. On le recommande aux spasmophiles et à ceux qui sont sujets à des crises de tétanie. On trouve le magnésium dans l'enveloppe des céréales (les céréales tamisées sont, en revanche, pauvres en magnésium), dans les fruits, les légumes secs et le chocolat, et dans certaines eaux minérales. Sa carence entraîne fatigue et nervosité, crampes et insomnie.

Phosphore : il joue sur les fonctions parathyroïdiennes. Il participe à la construction et à la solidité des os et des dents. Il est autant nécessaire à l'organisme que le calcium.
On le trouve dans tous les aliments, viandes et poissons, légumes et céréales, produits laitiers... Pas de risque de carence, sauf si l'on abuse des produits sucrés (confitures, pâtisseries...), des carottes, salades et fruits, lesquels sont des aliments pauvres en phosphore.

Potassium : c'est un diurétique et un anti-fatigue. Il permet la régulation de l'eau entre les cellules. Il a une action sur le rythme cardiaque.
Tous les aliments sont riches en potassium, notamment les fruits et les légumes. Après un effort musculaire violent, on peut en manquer, d'où l'apparition de crampes ; il faut alors boire

du jus de fruit ou manger des bananes. C'est le fruit le plus riche en potassium.

Sodium : facteur d'équilibre dans la répartition de l'eau entre l'intérieur et l'extérieur des cellules.
Il ne faut pas trop saler (sel = chlorure de sodium) les aliments ; le sodium est en quantité suffisante dans l'alimentation, notamment dans les abats, les coquillages et crustacés, les viandes et les poissons, ainsi que dans les fromages, charcuteries, pain, biscuits… Seuls les aliments végétaux sont pauvres en sodium.

Soufre : il soigne les dysfonctionnements hépato-biliaires.
On en trouve dans les protéines, notamment. Pas de risque de carence.

D'une manière générale, en mangeant une nourriture variée, comportant des fruits et légumes, l'alimentation apporte suffisamment de minéraux. Toutefois, dans certaines situations, notamment pendant la grossesse, les apports en minéraux doivent être accrus.

VITAMINES

Comme les oligo-éléments, les vitamines, qui n'apportent pas de calories, sont indispensables à notre organisme. On les trouve dans une alimentation diversifiée.

Vitamine A
Origine végétale : abricot, carotte, cerise, endive, épinard, mandarine, melon, persil, prune, tomate.
Origine animale : foie, beurre, lait, fromages, jaune d'œuf.
Fonction : aide à la croissance, donne une belle peau, une bonne vision et permet une bonne digestion des graisses.

Les vitamines B sont numérotées de B1 à B12. Ce sont les vitamines à tout faire de l'organisme : elles agissent sur le système nerveux, l'élaboration des cellules, du sang... Leur carence éventuelle est la conséquence d'un déséquilibre alimentaire ou d'une alimentation trop faible. L'alcool gène leur absorption et elles sont absentes des produits sucrés. Les médecins prescrivent la vitamine B en cas de grossesse, ou lors de certains régimes. Si l'on a une alimentation équilibrée, on fera le plein de vitamine B (sans risque de surcharge, l'organisme ne les stocke pas) en mangeant du pain complet (mais pas du pain blanc), en prenant des légumes si possible à chaque repas, en limitant sa consommation d'alcool et de produits sucrés, et en mangeant souvent des coquillages, riches en sels minéraux et en vitamines.

Vitamine B1
Origine végétale : légumes et fruits secs, soja, germes de blé.
Origine animale : jaune d'œuf, lait, viande de porc, foie.
Fonction : aide à la digestion des glucides, favorise la mémoire et l'attention.

Vitamine B2
Origine végétale : levure.
Origine animale : foie, camembert.
Fonction : aide au bon état de la peau.

Vitamine B3
Origine végétale : levure, céréales complètes.
Origine animale : poissons.
Fonction : protège la peau et permet une bonne digestion des graisses.

Vitamine B5
Origine végétale : légumes, céréales complètes, levure.
Origine animale : lait, jaune d'œuf.
Fonction : aide à digérer les graisses, à lutter contre les crampes et fait de beaux cheveux.

Vitamine B6
Origine végétale : levure, céréales complètes, légumes et fruits secs.
Origine animale : viandes rouges, jaune d'œuf, poissons.
Fonction : a des effets bénéfiques sur la peau et les cheveux, et permet un bon fonctionnement des muscles.

Vitamine B12
Origine animale : foie des animaux.
Fonction : aide à la croissance et combat l'anémie pernicieuse.

Vitamine C
Origine végétale : persil, cassis, oseille, cresson, fraise, agrumes, chou, mangue, kiwi…
Fonction : aide à lutter contre les infections, rend dynamique, et aurait une action préventive contre certains cancers. On peut la prendre sous forme de pastilles lorsque l'on consomme peu de fruits. Attention aux jus de fruits : ils doivent être frais, si vous voulez bénéficier de la vitamine C qu'ils contiennent ; en une heure, le jus d'un fruit pressé a perdu la moitié de sa teneur en vitamine C !

C'est la vitamine des fumeurs : ceux-ci, au lieu des 30 mg quotidiens nécessaires, ont besoin de 500 mg de vitamine C pour compenser les dommages que le tabac fait subir à leur organisme.

Vitamine D

Origine animale : lait, œuf, foie, sardine, thon...
Fonction : elle fixe le calcium dans les os (permettant de lutter contre le rachitisme) et favorise son absorption par l'intestin. La peau synthétise la vitamine D sous l'action des rayons ultraviolets du soleil. D'où la nécessité de faire des exercices à l'extérieur, de « prendre l'air » en short et tee-shirt, voire de se livrer aux voluptés du bronzage, à condition de se protéger et de ne pas s'exposer trop longtemps (cancer de la peau).

D'une manière générale, en mangeant une nourriture variée, comportant des fruits et légumes, l'alimentation apporte suffisamment de vitamines. Toutefois, dans certaines situations, notamment pendant la grossesse, les apports en vitamines doivent être accrus.

CORPS (COMPOSITION DU)

Un corps se compose de :
– 61,5 % d'eau (soit 36,9 kg pour une personne pesant 60 kg),
– 17 % de protéines (soit 10,2 kg pour une personne pesant 60 kg),
– 14 % de lipides (soit 8,4 kg pour une personne pesant 60 kg),
– 6 % de minéraux (soit 3,6 kg pour une personne pesant 60 kg),
– 1,5 % de glucides (soit 0,9 kg pour une personne pesant 60 kg).
(Les quelques grammes des vitamines ne sont pas pris en compte, malgré leur importance vitale.)

Ces éléments (eau, protéines, lipides, minéraux, glucides et vitamines) se grillent, se digèrent, se stockent, s'éliminent sans cesse et se renouvellent

par l'alimentation. Notre corps est comme un moteur qui tourne, à plus ou moins gros régime, 24 heures sur 24, et auquel il faut du carburant : les aliments, qui sont ensuite traités par la digestion, laquelle les trie et les transforme, avant de les répartir dans le sang, les urines…
La digestion est plus ou moins facile, selon ce que l'on a absorbé. C'est là le but des régimes alimentaires : intervenir, en choisissant les aliments, dans le processus chimique de la digestion, afin d'en optimiser le fonctionnement, lequel contribuera au rééquilibre de l'organisme.

SPORT ET CALORIES

Selon son activité physique et sportive, on brûle plus ou moins de calories. Attention, la perte de poids immédiate, après une séance de sport, est surtout due à la transpiration de l'eau par l'organisme ; les footballeurs perdent ainsi « facilement » 3 kg par match...

Selon le sport que vous pratiquez, vous perdrez :

– en une heure de *marche*, à un rythme lent (3 km/h) : 220 cal ;

– en une heure de *marche*, à un rythme moyen (4 km/h) : 320 cal ;

– en une heure de *marche*, à un rythme rapide (7 km/h) : 440 cal ;

– en une heure de *course sur place* : 650 cal ;

– en une heure de *course à pied* (16 km/h) : 1 250 cal ;

– en une heure de *jogging* (8 km/h) : 750 cal ;

– en une heure de *jogging* (11 km/h) : 950 cal ;
– en une heure de *saut à la corde* : 760 cal ;
– en une heure de *ski de fond* : 700 cal ;
– en une heure de *vélo* (10 km/h) : 250 cal ;
– en une heure de *vélo* (20 km/h) : 450 cal ;
– en une heure de *natation* (1 500 m) : 270 cal ;
– en une heure de *natation* (2 500 m) : 500 cal ;
– en une heure de *tennis* (2 500 m) : 400 cal...

La meilleure façon de brûler des calories est de poursuivre son effort plus longtemps, ou de parcourir une plus longue distance, de faire un effort continu, peu intensif ; le fait d'accélérer ses mouvements n'augmente que légèrement la dépense calorique. Votre séance doit être supérieure à une demi-heure.

Enfin, sachez que l'acte sexuel correspond à une dépense de 200 cal environ...

PRINCIPES DIÉTÉTIQUES ET HABITUDES ALIMENTAIRES (à apprendre et à respecter)

Que vous fassiez ou non un régime, gardez en tête les vingt principes cités ci-dessous ; mieux, copiez-les ou apprenez-les par cœur.

1 – 100 g de viande par jour (de préférence maigre), pas plus.
2 – Préférez le poisson à la viande.
3 – 30 g de fromage par jour, pas plus.
4 – 20 g de beurre par jour, pas plus.
5 – Charcuterie une fois par semaine, pas plus.
6 – Préférez les graisses végétales (40 g par jour) aux graisses animales.
7 – Préférez les fruits et les légumes aux féculents et aux pâtisseries.
8 – Consommez des laitages allégés.
9 – Consommez du pain complet et des céréales (en fonction de vos besoins énergétiques).

10 – Faites 3 « vrais » repas par jour : petit-déjeuner, déjeuner, dîner.
11 – Évitez au maximum les fritures, les plats en sauce et les sucreries.
12 – Évitez au maximum la consommation d'alcool et de sodas.
13 – Buvez beaucoup d'eau.
14 – Mangez lentement, en mastiquant, et en étant assis, le corps et l'esprit détendus.
15 – Évitez de grignoter entre les repas.
16 – En cas de petit creux, buvez un verre d'eau ou mangez un yaourt à 0 % plutôt que de sucer un bonbon ou croquer une barre chocolatée.
17 – Variez votre alimentation, et incluez dans les trois menus d'une journée, tous les groupes d'aliments (glucides, lipides, protides...).
18 – Ne vous privez de rien, mais consommez à des doses raisonnables, en fonction de vos besoins énergétiques.
19 – Évitez les régimes à base hypocaloriques miracles (boissons, crèmes...) ; ils dérèglent l'organisme et les kilos qu'ils font perdre sont rapidement regagnés dès l'arrêt du régime.
20 – Faites du sport ou de l'exercice.

Quelques conseils supplémentaires...

1 – EAU MINÉRALE : on peut en boire pendant les repas. Si elle facilite alors la digestion en diluant les aliments, elle repousse aussi l'impression de satiété, et d'appétit : on risque de manger davantage. **Gazeuse**, elle ne fait pas grossir ; toutefois, certaines personnes la digèrent mal.

2 – SEL : le supprimer ne fait pas maigrir ; il n'a aucun rôle sur les graisses. Il retient seulement l'eau dans les tissus, et les régimes sans sel ne sont recommandés qu'aux personnes sujettes à la rétention d'eau.

3 – FATIGUE : un régime amaigrissant équilibré ne doit pas entraîner de fatigue, comme lors d'une diète. En cas de vertiges, de migraines, consultez immédiatement votre médecin nutritionniste.

4 – DIÈTE : elle est dangereuse ! Il ne faut jamais sauter un repas, car cela déséquilibre l'organisme, qui, devant cette carence, va stocker davantage de graisses et de sucres.

5 – EXCÈS DE NOURRITURE : une entorse au régime, ce n'est pas grave, surtout si ça fait du bien au moral ! Faites raisonnablement la fête (pas plus d'une entorse par semaine !), et essayez de perdre les calories « gagnées » en mangeant plus léger les jours suivants et en buvant beaucoup d'eau.

6 – BALANCE : elle est indispensable pour suivre ses progrès ; il faut se peser régulièrement, toujours au même moment de la journée. Après une chute sensible de poids au début du régime, souvent l'amaigrissement stagne. L'organisme, qui s'est habitué au changement d'alimentation, brûle moins de calories. Mais il les brûle toujours, et la balance recommencera à porter témoignage de vos efforts.

TRUCS ET ASTUCES POUR RÉUSSIR SON RÉGIME

CUISSON

– Évitez les matières grasses. Si les autres convives ne font pas de régime, prélevez votre portion avant d'y inclure les corps gras. Poêles et casseroles antiadhésives permettent de cuisiner sans beurre ou huile, et les cocottes-minute sont idéales pour la cuisine vapeur.

– Présentez les sauces à part, y compris la vinaigrette.

À TABLE

– Mangez lentement, en mastiquant longuement, par petites bouchées. Pendant le repas, posez vos couverts de temps en temps. Vous devez mettre plus de temps pour avaler votre « petite » ration de régime que pour manger la portion plus conséquente que vous mettiez dans votre assiette auparavant ; si vous la regrettez, pensez qu'elle est la cause de votre surpoids...

– Ne laissez pas les plats (sauf s'ils sont vides) sur la table, devant vous. Mettez-les à l'écart, une fois le service effectué.

– Si vous n'êtes pas sûr de vous, servez les mets dans des assiettes à hors-d'œuvre. Votre ration vous paraîtra, en proportion, plus importante.

– Même si vous avez une impression de faim, ne reprenez pas d'un plat, sauf si c'est de la salade ou des légumes verts.

– Pain : prenez la ration prévue par votre régime et mettez la corbeille ou la baguette hors de votre portée. Ne grignotez pas votre pain entre les plats, et astreignez-vous à le faire durer jusqu'à la fin du repas.

– Veillez à manger dans le calme, assis dans une position confortable, dans une atmosphère paisible.

– Mangez peu, mais mangez bien, et mangez bon en variant les plats.

AU RESTAURANT

– *Entrées* : privilégiez les crudités (en exigeant la sauce à part – si vous craignez d'exaspérer le serveur, prétendez une allergie), les coquillages et crustacés (sans pain beurré ni mayonnaise). **À proscrire** : les charcuteries, même si le saucisson à l'air moelleux et si la saucisse sèche est l'œuvre artisanale du frère du patron...
– *Plat principal* : privilégiez le poisson, poché ou grillé, ou choisissez une viande grillée. En garniture, haricots verts, pommes de terre vapeur ou salade. **À proscrire** : les frites, les plats en sauce, les fritures, les panures.
– *Fromage* : avec le fromage (à 40 % de matières grasses si possible), autorisez-vous un verre de vin, et un morceau de pain pas plus gros que le morceau de fromage. **Attention** : si vous prenez un fromage, vous ne prendrez pas de dessert, et inversement.

– *Dessert* : préférez le fruit de saison (un seul), la salade de fruits (sans sucre). Un sorbet ou une île flottante sont tolérés. **À proscrire** : les desserts avec farine, les glaces, le chocolat en crème ou en mousse, la chantilly.

EN CAS D'ÉCART

– En cas d'écart, ne dramatisez pas et ne jeûnez pas les jours suivants pour vous « punir ». Ne sautez pas un ou plusieurs repas, mais reprenez votre régime en privilégiant le poisson au lieu de la viande, les légumes verts aux féculents (mais ne les supprimez pas complètement, ils évitent la fringale), les yaourts maigres aux fromages gras.

« PESER » SON ASSIETTE

Pour vous aider à évaluer la quantité que vous mangez, voici quelques conseils afin que vous puissiez aisément calculer votre apport calorique, notamment au restaurant ou lors d'invitations. Ces généralités regroupent et résument ce qu'il faut savoir pour une diététique saine.

Un truc efficace lorsque vous êtes à table, pour « peser » votre assiette, divisez-la mentalement en 4 :
- dans le premier quart, mettez la viande ou le poisson ;
- dans le deuxième quart, mettez des pâtes, du riz ou des féculents ;
- dans la moitié restante, mettez de la salade ou des légumes.

100 g de bœuf	**=**	1 steak haché 1 petit faux-filet 3 petits morceaux de viande braisée 2 tranches de rôti
100 g de poulet	**=**	1 escalope de poulet 2 cuisses 2 contre-cuisses
100 g d'agneau	**=**	2 tranches moyennes de gigot 1 belle côtelette
100 g de veau	**=**	1 escalope 3 petits morceaux de sauté de veau 2 tranches de rôti
100 g de porc	**=**	2 tranches moyennes de jambon 1 belle côtelette 2 tranches de rôti

VIANDE

Elle apporte des protéines ainsi que des vitamines. **La quantité de viande souhaitée est de 100 g par repas.**

– Viandes **maigres** : veau, cheval, volailles ;

– Viandes **mi-grasses** : mouton, bœuf, porc.

Si vous désirez perdre du poids, **attention à la cuisson** des viandes. Préférez les grillades ou les viandes bouillies plutôt que les viandes en sauce (bœuf bourguignon, cassoulet, lapin à la moutarde...). Privilégiez également les volailles plutôt que le porc.

POISSONS

Ils sont riches en sels minéraux et vitamines. Un apport de 125 g par repas est suffisant pour un sédentaire.

Pour un régime, **évitez les poissons gras** : saumon, sardine, maquereau, hareng, lotte, murène, anguille, thon... **Préférez les poissons maigres** : merlan, raie, limande, colin, daurade, brochet, truite, cabillaud...

1 « beau » filet de poisson =	125 g

FÉCULENTS

Ils sont riches en fibres, vitamines, sels minéraux et amidon.

L'organisme a besoin de féculents, ne vous en privez pas, même en période de régime. Si vous désirez perdre du poids, évitez les sauces, le fromage sur vos **pâtes, riz** et préférez les **pommes de terre cuites à la vapeur aux frites**. L'apport conseillé est de **200 g par jour**, essayez de le prendre le midi, il vous apportera l'énergie nécessaire pour le reste de la journée.

200 g de féculents =	1 assiette de pâtes 1 bol de riz 3 pommes de terre à l'eau

LÉGUMES

Consommez des légumes cuits à l'eau, ils gardent leurs vitamines. Redécouvrez la fraîcheur des **carottes, haricots verts, épinards**... N'hésitez pas à vous resservir, vous avez droit entre 200 g et 400 g de légumes par jour.

200 g de légumes =	1 « belle » assiette

FRUITS

Ils apportent des vitamines nécessaires à l'organisme. Mangez-en 3 par jour (1 à chaque repas ou en collation coupe-faim). Évitez les **fruits trop sucrés, tels que raisin, pêche, abricot**... ou les **fruits trop caloriques comme la banane ou l'avocat.**

100 g de fruits =	1 pomme, 1 poire... 1 poignée de fruits rouges

PAIN

Aliment énergétique riche en glucides et hydrates de carbone, il apporte des protéines végétales, des vitamines B, des sels minéraux et des fibres.
Pour un régime, les **pain complet** ou **de seigle** sont moins caloriques que les pains à farine blanche (baguette, ficelle...) ou les pains de mie.
Le matin, consommez **1/3 de baguette** ou **2 tranches** de pain (60 g), cela vous apportera de l'énergie pour la journée. Vous pouvez y étaler une **noisette de beurre** ce qui excitera votre

vésicule et vous apportera protides, glucides, lipides et vitamines A. **Midi et soir** restreignez-vous à **1/4 de baguette** ou **1 tranche** de pain.

1 baguette =	250 g	**1/4 de baguette =**	60 g environ
1/3 de baguette =	80 g environ	**1 tranche de pain =**	30 g

CHOCOLAT

On le dévore en prétextant ses qualités anti-stress ! Attention, cette gourmandise est forte en calories. Sa consommation est déconseillée lors d'un régime, mais si vous craquez, préférez le **chocolat noir** au chocolat au lait, moins riche en calories.

1 chocolat fourré de 10 g =	60 calories
1 barre de chocolat au lait de 20 g =	120 calories

BOISSONS

Pour maigrir, évitez toutes les boissons alcoolisées car elles sont riches en sucre.

Buvez de l'eau et éliminez ! **L'apport quotidien en eau pour un adulte est de 1 à 2 litres.**

1 verre de vin =	75 calories
1 petit verre d'apéritif =	100 calories
1 litre d'eau =	0 calories

STRESS ET RÉGIME

Deux paramètres sont à prendre en compte dans un régime : notre façon de supporter le stress et notre hérédité. Le stress peut se traduire par la nécessité de manger davantage (on parle de compensation par la nourriture), par une digestion lente (sensations de ballonnement) ou au contraire, par une perte d'appétit et des spasmes qui vous font courir aux toilettes. Un conseil : n'entreprenez jamais de régime contraignant en période de stress. Tentez de « destresser » et faites attention à ce que vous mangez pour retrouver une bonne hygiène de vie.

ANOREXIE

L'anorexie (qui signifie la perte ou la diminution de l'appétit) est un trouble alimentaire grave. Les spécialistes s'accordent à penser que la nature de ce trouble est d'ordre psychologique. Soigner l'anorexie ne consiste donc pas à « gaver » le sujet, mais plutôt à lui réapprendre à se nourrir et à l'amener à comprendre l'origine de son trouble.

Environ 90 % des anorexiques sont des femmes, et la plupart d'entre elles ont fait des études supérieures. L'anorexique mange de moins en moins et cherche à contrôler son corps et son appétit. Elle sait dépasser et maîtriser sa faim. La minceur pour être plus belle n'est pas son but. Comment diagnostiquer l'anorexie ? Une personne anorexique s'alimente peu, ou mange mais elle disparaît ensuite dans les toilettes (souvent pour se faire vomir) ; elle pâlit et maigrit à vue d'œil...

Cet état nécessite une aide psychologique, mais il sera très difficile de le faire admettre à la personne concernée.

BOULIMIE

La boulimie (au sens littéral avoir « une faim d'un bœuf ») est un trouble psychique qui se caractérise par l'absorption de grandes quantités de nourriture (à ne pas confondre avec une sensation occasionnelle de fringale, qualifiée, elle aussi, dans le langage courant, de boulimie).

Les boulimiques, après avoir mangé tout ce qui leur tombe sous la main, se font ensuite vomir ou prennent des laxatifs ou des diurétiques. La boulimie engendre souvent un sentiment de honte, de dégoût, de culpabilité et a des conséquences graves sur le corps : vertiges, maux de tête, fatigues, crampes intestinales, constipation, aménorrhée (absence de règles chez une femme), irritabilité, dépression…

MÉDICAMENTS (ET PRISE DE POIDS)

La prise de certains médicaments peut entraîner, comme effet secondaire, une prise de poids ou, s'ils sont administrés sur des périodes longues, provoquer de l'obésité.

Certains *antihistaminiques*, que l'on prend pour combattre les réactions allergiques, ont une activité anti-sérotoninergique : c'est-à-dire qu'ils neutralisent la sérotonine, dont le rôle est de contrôler la sensation de faim et de provoquer la satiété. Par conséquent, les antihistaminiques augmentent l'appétit, donc la consommation d'aliments, donc le poids.

Les *œstrogènes*, associés avec des progestatifs, entraînent une rétention d'eau et de sel et peuvent même provoquer la formation d'œdèmes. Ils entraînent également une diminution de la tolérance aux hydrates de carbone (sucres) responsables d'une prise de poids.

Les *androgènes* sont des « anabolisants » qui augmentent la synthèse des protéines dans les tissus, notamment dans les muscles. Ils peuvent également provoquer une rétention de sel et d'eau et une diminution de la tolérance aux sucres.

Les *corticostéroïdes* en traitement de longue durée provoquent une augmentation des graisses des régions du cou et du haut du dos, entre les omoplates et les régions abdominales. Ils sont responsables d'une rétention d'eau et de sel, de la formation d'œdèmes, d'une augmentation de l'appétit et de l'absorption intestinale, de modification du métabolisme avec augmentation de la production des graisses et fonte musculaire. Ils peuvent également provoquer un diabète avec production anormale d'insuline.

Les *antimigraineux*, comme les antihistaminiques, ont une action anti-sérotoninergique et peuvent donc augmenter l'appétit.

Les *antidépresseurs tricycliques* ont tendance à stimuler l'appétit.
La liste n'est pas exhaustive, et nous vous invitons à lire avec attention la notice qui accompagne vos médicaments, notamment à la rubrique « effets secondaires ».

PROVERBES POUR PRENDRE SON RÉGIME EN PATIENCE...

La patience est le courage de la vertu.
(Bernardin de Saint-Pierre)

Patience et longueur de temps
Font plus que force ni que rage.
(Jean de La Fontaine)

Tout vient à point à qui sait attendre.
(Clément Marot)

La patience est l'art d'espérer. *(Vauvenargues)*

La patience est amère, mais son fruit est doux.

Avec du temps et de la paille, les nèfles mûrissent.

La sagesse d'un homme se connaît par sa patience.

Goutte à goutte on emplit la cuve.

Grand bien ne vient pas en peu d'heures.

Il n'y a pas de si long jour qui ne vienne à la nuit.

Les jours se suivent pas à pas,
mais ils ne se ressemblent pas.

CHOLESTÉROL

Pour ceux qui ont un taux de « mauvais » cholestérol élevé (voir rubrique *lipides*), il faut se plier à des contraintes supplémentaires lors d'un régime.

À proscrire :
– les abats,
– la charcuterie, à l'exception du jambon blanc,
– les matières grasses.

À limiter :
– les boissons alcoolisées,
– le sucre et les aliments sucrés (remplacer le sucre par de l'aspartam),
– le beurre : pas plus de 15 g par semaine ! Si vous substituez de la crème fraîche au beurre, pas plus de 45 g par semaine,

– les œufs : 2 œufs au maximum par semaine, y compris les œufs inclus dans les préparations et sauces.

À privilégier :
– viandes et poissons, volailles et lapin, porc dégraissé, veau, jambon blanc. Prenez du poisson (y compris les poissons gras) au moins trois fois par semaine. Favorisez les coquillages et les crustacés, mais évitez les œufs de poissons.
– féculents : pains, riz, pâtes, semoule…
– Produits laitiers à faible teneur en matières grasses (lait écrémé, fromage à 20 %, margarine au tournesol).
– huiles de colza, de tournesol (pour la cuisson), d'olive, de maïs, de soja et de tournesol (pour les salades).

ALCOOL

1 verre de vin (12° 5) de 10 cl est équivalent à 1 bock de bière (5 °) de 25 cl ou à 1 verre d'alcool (40 °) de 3 cl, ce qui représente 0,20 g d'alcool par litre de sang pour un homme de 70 kg et 0,33 g d'alcool par litre de sang pour une femme de 50 kg.

Il faut entre 3 et 5 heures pour éliminer (si l'on prend le volant) les effets d'un taux de 0,5 g/l, soit environ 2 verres de vin.

Pour éliminer 2 verres de vin, soit 140 calories, il faut :

- marcher rapidement pendant 20 minutes,
- faire du jogging pendant 10 minutes,
- sauter à la corde pendant 1/4 d'heure,
- pédaler à 20 km/h pendant 20 minutes,
- pédaler à 10 km/h pendant 35 minutes,
- nager pendant 40 minutes,
- jouer au tennis pendant 25 minutes.

MACROBIOTIQUE

La macrobiotique a été exposée par Werner Kollath dans son livre *L'Ordre de la nature*, publié en 1942. Ce régime alimentaire obéit à des principes contraignants :
– les aliments doivent être à base d'œufs, de lait et de végétaux.
– les aliments doivent être issus de la culture biologique.
– les aliments doivent, dans leur préparation, subir le moins de traitements possible.
– les produits raffinés et les extraits (sucre, farines « blanches ») doivent être évités.

Sont *particulièrement recommandés* : les aliments non transformés, les céréales lavées, les fruits pelés…
Sont *très recommandés* : les aliments transformés, coupés, râpés, pelés, pressés à froid…

Sont *recommandés* : les aliments chauffés, blanchis, cuits dans leur jus ou à l'eau, et au four...
Sont *peu recommandés* : les aliments traités industriellement, filtrés, tamisés, rôtis, chauffés à très haute température, stérilisés, en conserve.
Ne sont pas *recommandés* : les extraits et produits finis, comme le sucre raffiné.

LES PRINCIPAUX RÉGIMES ALIMENTAIRES

Les régimes proposés ici n'engagent pas la responsabilité de l'éditeur. Il est conseillé, avant de les entreprendre, de consulter un diététicien.

ATKINS (RÉGIME...)

Ce régime, du nom de son créateur le Dr Atkins qui l'a mis au point en 1975, exige la suppression des sucres rapides et des sucres lents. En revanche, on peut ingurgiter à satiété des lipides et des protéines.

Il faut donc supprimer de nombreux aliments courants : le sucre et les produits sucrés, les boissons sucrées et alcoolisées, les féculents (pâtes, riz, pommes de terre, maïs, pain, biscuits, etc.), les légumineuses (lentilles, haricots, flageolets, fèves, petits pois, etc.) et tous les fruits.

Finis les entrées, les desserts, les cassoulets, couscous et autres spaghettis carbonara. À la liste de ces interdits, il faut aussi rajouter le lait. Mais beurre, crème, yaourts et fromages sont autorisés (le lactose, suite à la fermentation, a disparu). Les légumes verts sont limités à 50 g par repas.

Tous les autres aliments peuvent être consommés à volonté. Les repas types sont donc constitués de viandes, poissons, œufs, fromages. On peut s'adonner sans frein à la consommation de mayonnaise, beurre, margarine et huiles... et faire grimper d'autant son taux de cholestérol, avec le risque de se boucher les artères et de faire un accident cardiaque !

Le régime est facile à faire, d'autant qu'on peut consommer à satiété les aliments autorisés, notamment les viandes et les fromages, habituellement sous haute surveillance dans les autres régimes. On perd facilement 2 à 4 kg la première semaine, un peu moins les semaines suivantes. Privé de glucides, le corps va chercher son énergie dans la graisse en stock, mais aussi dans les muscles, d'où la « grosse fatigue » physique et psychique qui s'abat fréquemment sur ceux qui pratiquent un régime trop radical.

En outre, l'absence de fruits et l'apport réduit en légumes provoquent des carences en vitamines, sels minéraux et fibres, et, du fait de l'absence de fibres alimentaires, une constipation chronique.

En bref un régime efficace au début, mais trop déséquilibré pour être respecté à moyen et long terme. D'autant que l'on se lasse de manger son fromage sans pain... L'impression de faim disparaît rapidement, l'appétit se réduit, suite à la monotonie des repas et à quelques opérations chimiques de l'organisme qui cherche un remplaçant à son habituel carburant : le glucose.

La résistance physique diminue, le goût pour l'effort aussi : lorsqu'on fait le régime Atkins, on ne fait pas de sport simultanément.

Si l'on arrête brutalement ce régime, le retour à une alimentation avec des glucides entraîne une reprise « automatique » des kilos perdus. Alors pratiquer longtemps, et sans interruption, le régime Atkins ? Parlez-en à votre cardiologue, lorsqu'il commentera, à partir des résultats de votre dernière prise de sang, vos taux de cholestérol ! La richesse en graisses de ce régime est incompatible avec son suivi à long terme. Vous ne resterez donc pas mince très longtemps, à moins d'opter pour l'athérosclérose. Le surnom du régime Atkins est… « passeport pour l'infarctus »…

TRUCS POUR MAIGRIR

Achats...

– Lorsque vous faites vos achats de nourriture, faites-les le ventre plein.

– Vérifiez les étiquettes et comparez les produits entre eux.

– Privilégiez les produits frais.

– Préférez les poissons aux viandes.

– Privilégiez les légumes frais et les fruits.

Bien se nourrir...

– Faites au minimum 3 repas par jour.

– Ne sautez jamais de repas.

– Prenez un petit-déjeuner copieux et un repas du soir léger.

– Ne mangez pas trop salé ; le sel « donne » faim.

– Ne grignotez pas entre les repas ; prenez plutôt un fruit à 10 heures, un yaourt maigre à 16 heures.

– Buvez beaucoup d'eau, au moins 1,5 litre par jour.

– Pas plus d'un écart gastronomique par semaine !

– Diversifiez votre alimentation.

– Prenez des féculents (pâtes, pommes de terre) en petite quantité à chaque repas.

BASSES CALORIES (RÉGIME...) [à 1 400 calories par jour]

Le principe de la plupart des régimes amaigrissants est de vous faire consommer moins de calories que vous n'en brûlez, afin que votre organisme brûle ces réserves qui donnent à votre silhouette des contours aussi moelleux que disgracieux. Sachant que vos besoins caloriques quotidiens oscillent entre 1 800 et 2 100 calories (voir rubrique *Calories* au chapitre précédent) un régime à 1 400 calories par jour vous fera perdre du poids. Si une semaine ne suffit pas ou si vous êtes mécontent(e) de la quasi inertie de votre balance, recommencez. Ce régime est suffisamment varié, dans le choix des plats, pour ne pas devenir fastidieux, même au bout de quinze jours. Vous aurez besoin d'une autre balance pour peser vos aliments. Au terme de deux semaines de ce régime, les effets se font sentir et vous aurez, d'autre part, pris de meilleures habitudes alimentaires.

LUNDI

Petit-déjeuner :
- 1 verre (125 ml) de jus de pamplemousse
- 30 g de pain complet
- 40 g de Saint-Moret léger
- Thé ou café sans sucre

Déjeuner :
- Salade de tomates
- 125 g de poulet rôti sans la peau
- 3 petites pommes de terre vapeur
- Céleri braisé
- 2 cuillères à café d'huile (vinaigrette/cuisson)
- 100 g de fromage blanc fouetté

Collation :
- 1 yaourt aux fruits allégé

Dîner :
- Salade de thon (60 g de thon/conserve au naturel, tomate, concombre, salade verte, haricots verts, poivrons, 1 cuillère à café d'huile pour la vinaigrette)
- Choux fleur en gratin (2 cuillères à soupe de béchamel)
- 10 g d'emmenthal râpé
- 30 g de pain complet
- 120 g de myrtilles

MARDI

Petit-déjeuner :
- 1 verre (125 ml) de jus d'orange
- 25 g de corn flakes
- 1 bol de lait (25 cl)
- Thé ou café sans sucre

Déjeuner :
- Carottes râpées crues en salade (1 cuillère à café d'huile d'olive pour la vinaigrette)
- 125 g de filet de cabillaud au court-bouillon
- Épinards en gratin (avec 10 g de crème fraîche allégée et 10 g d'emmenthal râpé)
- 20 g de pain complet

Collation :
- 1 banane

Dîner :
- Soupe de légumes sans pommes de terre
- 90 g de jambon braisé
- 120 g de petits pois (1 cuillère à café d'huile pour la cuisson)
- 120 g de compote de pommes à la cannelle

MERCREDI

Petit-déjeuner :
- 1 pêche
- 2 biscottes
- 20 g de Comté
- Thé ou café sans sucre

Déjeuner :
- Champignons de Paris en salade (1 cuillère à café d'huile d'olive pour la vinaigrette)
- 125 g de filet de steak haché

- 120 g de pommes de terre en purée (1 cuillère à café de beurre, 25 cl de lait)

Collation :
- 1 fromage blanc 0 % Mat. Gr.

Dîner :
- Pizza maison (1 pain pizza, 30 g de jambon maigre, 20 g d'emmenthal râpé, 1 tomate moyenne en tranche, 1 cuillère à café d'huile d'olive ; garniture au choix : champignons, poivrons, choux fleur, brocolis)
- Salade verte (1 cuillère à café d'huile d'olive pour la vinaigrette)
- 120 g de salade de fruits

JEUDI

Petit-déjeuner :
- 1 verre de jus de pomme (125 ml)
- 100 g de fromage blanc à 0 % Mat. Gr.
- 25 g de muesli
- Thé ou café sans sucre

Déjeuner :
- Betteraves cuites en salade (2 cuillères à café d'huile vinaigrette/cuisson)
- 2 saucisses allégées grillées
- 80 g de pâtes agrémentées de poivrons rouges, poivrons verts, oignons grillés
- 60 g de petits-suisses à 30 % Mat. Gr.

Collation : • 1 poire

Dîner :
- Salade de choux rouge (1 cuillère à café d'huile d'olive pour la vinaigrette)
- 90 g d'escalope de dinde
- 120 g d'haricots verts persillés
- 2 tomates au four à l'ail et au persil
- 120 g de salade de fruits

VENDREDI

Petit-déjeuner :
- 1/2 pamplemousse sucré à l'édulcorant
- 1 œuf à la coque
- 30 g de pain
- 1 cuillère à café de beurre
- Thé ou café sans sucre

Déjeuner :
- Hamburger maison : 2 tranches de pain de mie, 1 cuillère à café de mayonnaise, 1 tomate moyenne, 120 g de jambon maigre, 2 tranches de fromage fondu, feuilles de salade verte.
- 1 yaourt nature 0 % Mat. Gr.

Collation : • 1 yaourt aux fruits allégé

Dîner :
- Salade de tomates cœurs de palmier (1 cuillère à café d'huile d'olive pour la vinaigrette)
- 90 g de côte de porc à la moutarde et cornichons

- 3 petites pommes de terre à la vapeur
- 120 g d'oreillons de pêche au naturel

SAMEDI

Petit-déjeuner :
- 1 verre de jus d'ananas (125 ml)
- 1 bol de lait écrémé
- 25 g de céréales
- Thé ou café sans sucre

Déjeuner :
- Salade composée : tomate, concombre, champignons de Paris, cœurs de palmier (1 cuillère à café d'huile pour la vinaigrette)
- 1 darne de saumon grillé (120 g)
- 3 petites pommes de terre vapeur
- Haricots verts vapeur à l'estragon
- 120 g de salade de fruits maison

Collation :
- 1 yaourt brassé

Dîner :
- Salade de tomates mozzarella : 1 tomate moyenne, 30 g de mozzarella, 1 cuillère à café d'huile d'olive agrémentée de basilic
- Omelette aux champignons (2 œufs)
- Salade verte
- 1 part de tarte aux pommes

DIMANCHE

Petit-déjeuner :
- 1 verre de jus d'orange (125 ml)
- 1 bol de lait écrémé (250 ml)
- 1 croissant
- Thé ou café sans sucre

Déjeuner :
- Concombres en salade (1 cuillère à café d'huile pour la vinaigrette)
- 90 g d'escalope de dinde grillée
- 250 g de ratatouille
- 120 g compote pomme/poire à la cannelle

Collation :
- 1 yaourt aux fruits allégé

Dîner :
- Salade verte et tomates
- 80 g de spaghettis aux brocolis
- 2 cuillères à café d'huile (vinaigrette/cuisson)
- 120 g de tofu sauté sauce soya
- 1 pêche

CHIRURGIE (MAIGRIR AVEC LA...)

Lipectomie
La lipectomie consiste à enlever l'excédent de graisse et de peau lorsqu'il est localisé. On pratique notamment des lipectomies au niveau de l'abdomen. C'est une opération chirurgicale délicate, aux suites opératoires pénibles et douloureuses. On peut aussi pratiquer des lipectomies sur les jambes, les cuisses (« culottes de cheval »), sous le menton, les joues...

Intestin
L'opération, pratiquée depuis les années 1970, consiste à relier le début de l'intestin à l'iléon, dernière partie de l'intestin grêle. La majeure partie de l'intestin étant mise hors circuit, les aliments consommés ne sont que très faiblement digérés, et l'amaigrissement est spectaculaire :

5 à 6 kg par mois le premier semestre, 3 kg par mois ensuite. Le poids se stabilise au bout de trois ans. Le patient maigrit sans régime draconien. Mais au prix de diarrhées et de carences lourdes en minéraux et vitamines, entraînant des complications graves.

Estomac (gastroplastie)
La gastroplastie consiste à réduire la taille de l'estomac, soit en posant verticalement des agrafes, ce qui transforme l'estomac en tube, soit en l'enfermant dans un cerclage.

Estomac (ballonnet)
On introduit, sans opération chirurgicale, un ballonnet dans l'estomac au moyen d'une sonde, puis on le gonfle (pour l'enlever, on le perce). Le patient qui a ainsi l'estomac plein sans avoir mangé, n'a plus faim. Et s'il mange trop, il vomit…
L'efficacité de la méthode est discutée.

CRÉTOIS (RÉGIME...)

Le régime crétois consiste à manger du poisson et des légumes légèrement cuits avec de l'huile d'olive et du vin. Des études ont montré que les peuples du Bassin méditerranéen (Grèce, Italie et France du Sud) qui se nourrissent de cette façon présentent moins de cancers et de maladies cardio-vasculaires que les Américains du Nord.

C'est un régime agréable à pratiquer sur la durée, mais difficile à tenir dans un pays froid. Il consiste en des repas riches en fibres, en vitamines et minéraux, et utilise des corps gras riches en acide gras mono-insaturés, donc beaucoup de fruits, beaucoup de légumes, du poisson plutôt que de la viande, et de l'huile d'olive.

LÉGUMES

Les légumes sont de saison, crus ou cuits : 150 à 250 g par jour, et pris de préférence en salades (tomates, oignons, concombres) assaisonnés seulement d'un peu d'huile d'olive et d'un filet de jus de citron.

FRUITS

Les fruits, crus ou cuits (en compote, avec peu de sucre), complètent les repas dans des proportions de 200 à 300 g par jour.

LAITAGES

Préférez le lait de chèvre ou de brebis et les fromages qui en sont dérivés. Les yaourts peuvent être améliorés avec des fruits coupés.

BOISSON

Surtout de l'eau minérale, mais aussi des jus de fruits non sucrés (si l'on n'a pas de fruits au menu) et 1 à 2 verres de vin rouge par jour.

HUILE

L'huile, essentiellement d'olive, se met dans les salades et est aussi utilisée pour les cuissons. Elle remplace les autres corps gras des cuisines traditionnelles.

CRUDIVORISME (RÉGIME...)

Ce régime consiste à manger uniquement des aliments crus. Ils contiennent plus de vitamines et d'oligo-éléments que les aliments cuits, mais doivent être d'une qualité et d'une propreté irréprochables (absence d'engrais chimiques ou animaux). Ce régime, difficilement réalisable, si l'on n'a pas connaissance de l'origine des produits consommés, peut aussi entraîner des troubles digestifs et des infections.

DISSOCIÉ (RÉGIME...)

Le régime dissocié part du postulat que c'est l'association des aliments qui fait grossir. Donc mangeons de tout, mais pas au cours du même repas, chaque aliment consommé isolément ne faisant pas grossir même s'il est absorbé en grande quantité.

La perte de poids est réelle, d'autant que le régime permet de contrôler son appétit. En effet, lorsque la nourriture est peu diversifiée, le sentiment de satiété est d'autant plus vite satisfait que l'on s'interdit la tentation à goûter d'un autre plat... Les risques de carences sont limités, car ce type de régime autorise des quantités importantes de fruits, légumes, protéines. Mais à long terme, la dissociation des aliments diminue leur assimilation et entraîne une dénutrition, donc un affaiblissement.

De plus, lorsqu'on cesse ce régime, pour éviter des déséquilibres alimentaires, on reprend assez vite les kilos perdus.

Si vous choisissez ce régime, mieux vaut pratiquer la dissociation quotidienne que la dissociation hebdomadaire.

DISSOCIATION QUOTIDIENNE

Un seul type d'aliment est permis à chaque repas. Des fruits au petit-déjeuner, des œufs au déjeuner, du poisson au dîner…

DISSOCIATION HEBDOMADAIRE

Chaque jour est consacré à un type d'aliment (viande ou poisson ou œuf ou laitage ou légumes ou fruits) ; on doit en manger au petit-déjeuner, au déjeuner et au dîner ! Et rien d'autre !

HOLLYWOOD (RÉGIME…)

Un régime simple comme une intrigue de série B : pendant une semaine, on ne mange que des fruits (ananas et pamplemousse), et à volonté, sauf de la banane. La perte provisoire de poids est assurée, mais au-delà d'une semaine, le régime peut se révéler dangereux : il est certes de faible apport calorique, mais l'absence de protéines et de lipides entraîne de fortes carences et aboutit à une fonte musculaire accompagnée d'un état de fatigue générale. Vous regagnerez rapidement les kilos perdus. Ce régime peut être conseillé durant deux ou trois jours si l'on veut purifier son organisme.

HYPERPROTÉINÉ (RÉGIME...)

Le régime hyperprotéiné doit faire l'objet d'un suivi médical. Il est réservé aux personnes pour qui un amaigrissement urgent est nécessaire en vue, par exemple, d'une intervention chirurgicale où l'anesthésie est rendue dangereuse par le surpoids. Les personnes souffrant de complications liées au surpoids comme l'hypertension, l'arthrose ou le diabète peuvent également se voir proposer une telle diète par leur médecin.

Le principe de base est d'apporter en quantité suffisante les éléments nutritifs essentiels (protéines, vitamines et sels minéraux) tout en restreignant sévèrement l'apport calorique (200 à 600 cal/jour).

On consomme des aliments riches en protéines mais pauvres en calories (viandes ou poissons maigres, blancs d'œufs, fromage blanc à 0 %

Mat. Gr.). Ces aliments peuvent être remplacés par des poudres de protéines, vitamines, sels minéraux et autres éléments nutritifs essentiels. La perte de poids peut atteindre 5 kg la première semaine et 12 kg sur un mois. Le régime, sous contrôle médical rappelons-le, ne doit pas dépasser 4 semaines.

HYPOTOXIQUE (RÉGIME SANS LAIT)

Le régime hypotoxique consiste à supprimer le lait, les céréales et tous leurs dérivés, hormis le riz. On privilégie l'ingestion des aliments crus. C'est un régime adapté à ceux qui souffrent d'allergie et d'autres maux, mais qui a l'inconvénient de supprimer toutes les céréales.

JEÛNE COMPLET

Le jeûne complet, très à la mode à la fin du XIXe siècle, consiste à ne rien manger du tout, l'alimentation se limitant à boire de l'eau, des bouillons et des tisanes. L'organisme doit faire appel à ses réserves. L'impression de faim disparaît au bout de quelques jours. On perd près de 8 kg la première semaine, puis la perte de poids se ralentit. On arrive cependant à perdre 20 kg en moins de deux mois.

Toutefois, la méthode n'est pas miraculeuse : plusieurs patients qui s'y étaient soumis en sont morts, d'un arrêt cardiaque. Tous les muscles fondent pendant la cure, y compris le muscle cardiaque. Les défenses immunitaires étant amoindries, on risque des infections.

Quelques gourous ignorants proposent encore le jeûne complet dans leurs sectes, ou dans des cliniques douteuses. Ce régime est à éviter, d'autant que les kilos perdus seront immédiatement repris dès l'arrêt de la cure.

MACROBIOTIQUE (RÉGIME...)

Le régime macrobiotique revient à ne manger que du riz complet, assaisonné d'huile et de sels. S'il ne présente guère d'avantages, il provoque en revanche de nombreuses carences : peu de lipides, pas de protéines, pas de calcium, pas de vitamines D et B 12... ce qui se traduit par un affaiblissement du tonus musculaire et une tendance à grossir, liée à l'ingestion de céréales.

TRUCS POUR MAIGRIR

Bien maigir...

– Pour bien maigrir, il faut manger de tout.

– Boire beaucoup d'eau, au moins 1,5 litre par jour.

– Éviter les alcools et les boissons sucrées ; seule tolérance, 1 verre de vin rouge par repas, selon le régime choisi.

– Laisser sa voiture au garage, faire du vélo, de la marche à pied, monter les escaliers en oubliant l'ascenseur.

– Ne pas chercher à perdre plus de 2 kg par mois.

– Ne pas chercher à perdre plus de 10 à 15 % de son poids de début de régime.

MAYO (RÉGIME...)

Le régime Mayo (qui ne doit pas son appellation à un diminutif de mayonnaise, mais porte le même nom qu'une célèbre clinique américaine, laquelle n'en revendique pas pour autant la mise au point) est à très basses calories (entre 800 et 1 000 cal/jour) et s'étend sur une période courte : 14 jours. Il a été le régime star – et des stars californiennes – dans les années 1990.

Il peut faire perdre jusqu'à 8 kg, mais attention à « l'effet yoyo » qui consiste à reprendre rapidement les kilos laborieusement perdus (l'organisme compensant ce qu'il a perdu trop vite. Évitez donc, lorsque vous reviendrez à une alimentation « normale », d'abuser des pains, sauces, féculents, confiseries et dérivés chocolatés.

Le programme hypocalorique du régime Mayo est très restrictif et les interdits y sont nombreux : matières grasses, sucres, féculents, légumes secs et laitages. Les fruits ne sont autorisés qu'en faible quantité. Restrictions qui provoquent des carences en protéines, calcium, potassium et vitamines. De plus, la faiblesse de l'apport calorique quotidien risque d'entraîner une fatigue physique et psychologique, et un affaiblissement musculaire.

En revanche, il prévoit de manger 6 œufs... par jour, ce qui ne sera nullement bénéfique à ceux qui ont un taux trop élevé de cholestérol, d'autant que le régime est déjà riche en lipides. Attention donc aux incidents cardio-vasculaires.

Si vous tenez à faire ce régime, enfermez-vous chez vous et ne recevez personne. Le régime est difficile et votre moral va s'en ressentir. La faiblesse en protéines va amenuiser votre masse musculaire, d'où une fatigue rapide accentuée par un petit-déjeuner trop frugal.

LUNDI – 1

Petit-déjeuner : 1 pamplemousse, 2 œufs durs, café noir

Midi : 2 œufs, tomates, café ou thé

Soir : 2 œufs salade, 1 toast sec, pamplemousse, thé

MARDI – 2

Petit-déjeuner : 1 pamplemousse, 2 œufs durs, café noir

Midi : 2 œufs, pamplemousse, thé

Soir : steak, tomates, laitue, céleri, thé

MERCREDI – 3
Petit-déjeuner : 1 pamplemousse, 2 œufs durs, café noir
Midi : 2 œufs, épinards, tomates, thé
Soir : 2 œufs, fromage blanc, choux, 1 toast, thé

JEUDI – 4
Petit-déjeuner : 1 pamplemousse, 2 œufs durs, café noir
Midi : 2 œufs, épinards, tomates, thé
Soir : 2 côtelettes d'agneau, céleri, concombres, tomates, thé

VENDREDI – 5
Petit-déjeuner : 1 pamplemousse, 2 œufs durs, café noir
Midi : 2 œufs, épinards, thé
Soir : poisson, salade combinée, 1 toast, thé

SAMEDI – 6
Petit-déjeuner : 1 pamplemousse, 2 œufs durs, café noir
Midi : salade de fruits de toutes sortes à volonté, thé
Soir : poulet, salade

DIMANCHE – 7
Petit-déjeuner : 1 pamplemousse, 2 œufs durs, café noir
Midi : poulet froid, tomates, pamplemousse
Soir : steak, concombres, tomates, thé

LUNDI – 8
Petit-déjeuner : 1 pamplemousse, 2 œufs durs, café noir
Midi : 2 œufs durs, épinards, tomates
Soir : 1 gros steak, salade

MARDI – 9
Petit-déjeuner : café noir, 1 biscotte (sans beurre ni confiture)
Midi : 1 gros steak, salade avec un peu d'huile, 1 fruit
Soir : 1 poisson maigre

MERCREDI – 10
Petit-déjeuner : café noir, 1 biscotte (sans beurre ni confiture)
Midi : céleri braisé, 1 tomate, 1 mandarine
Soir : 2 œufs durs, jambon, salade

JEUDI – 11
Petit-déjeuner : café noir, 1 biscotte (sans beurre ni confiture)
Midi : 1 œuf dur, carottes, gruyère
Soir : salade de fruits, yaourt

VENDREDI – 12
Petit-déjeuner : 1 bol de carottes râpées avec citron
Midi : 1 gros poisson maigre, 1 tomate
Soir : 1 gros steak, salade au fenouil ou céleri braisé

SAMEDI – 13
Petit-déjeuner : café, 1 biscotte (sans beurre ni confiture)
Midi : poulet, salade
Soir : 2 œufs durs, 1 bol de carottes

DIMANCHE – 14
Petit-déjeuner : thé sans sucre
Midi : gigot ou viande grillée, fruit rafraîchissant sans sucre
Soir : ce que vous voulez

RECOMMANDATIONS
– L'alcool est à proscrire sous toutes ses formes. Les seules boissons autorisées sont l'eau minérale, le café noir ou le thé.
– Ne mangez que ce qui est indiqué. Pas de « grignotage » entre les repas, ni collation, ni goûter de 16 heures...
– Les quantités ne sont pas imposées, on dose selon son appétit. Les légumes, riches en fibres alimentaires, permettent d'avoir une sensation de remplissage gastrique.
– Les légumes, assaisonnés au beurre frais, peuvent être pris sans limitation de quantité, mais seuls les céleris, tomates, concombres, épinards et salades sont permis.
– Pour la viande, ne consommez que les parties maigres.

MÉDICAMENTS (MAIGRIR AVEC DES...)

On peut maigrir en prenant des médicaments, mais les résultats sont généralement décevants. Le médicament n'a d'effet que le temps de sa prise. On regrossit dès qu'on l'arrête, qu'il soit à base d'extraits thyroïdiens ou coupe-faim.

Les extraits thyroïdiens accélèrent le métabolisme et provoquent ainsi une rapide combustion des réserves énergétiques. Mais la perte de poids correspond à une perte de graisse et aussi à une perte de muscles. Lorsqu'on arrête le traitement, on reprend rapidement de la graisse, mais il faut faire beaucoup d'efforts pour regagner le muscle perdu. Les extraits thyroïdiens provoquent en outre des bouffées de chaleur et de la nervosité. Ils ne sont plus – théoriquement – prescrits comme produits amaigrissants.

Les diurétiques « chassent » l'eau du corps (jusqu'à 3 kg) mais ne font perdre ni graisse ni cellulite. Dès l'arrêt du traitement, l'organisme reprend l'eau qui lui manque. Aussi faut-il, pour ne pas grossir à nouveau, prendre des diurétiques de façon permanente, ce qui peut provoquer déshydratation, chute de tension, vertiges et syncopes, voire troubles du rythme cardiaque.

Les laxatifs peuvent contribuer à l'amaigrissement car la diarrhée qu'ils provoquent empêche l'organisme d'absorber les nutriments. La prise régulière de laxatifs entraîne une perte d'eau et de sels minéraux. On risque, comme avec les diurétiques, une déshydratation entraînant chute de tension, fatigue, vertiges et syncopes, ainsi que des problèmes cardiaques. Les boulimiques emploient fréquemment des laxatifs, lorsqu'ils ne se font pas vomir.

MONTIGNAC (RÉGIME...)

Élaboré par Michel Montignac, auteur du best-seller *Comment maigrir en faisant des repas d'affaires* (éditions Artulen), ce régime est une habile application du régime dissocié. Il consiste à consommer avec parcimonie des glucides (on ne prendra que les glucides riches en fibres ; les pommes de terre, les carottes et les betteraves sont interdites).

Lipides et glucides, ainsi que protéines animales et féculents, ne doivent pas être associés. Les glucides ne sont consommés que deux ou trois fois par semaine et sans lipides. Mais les protéines et les lipides peuvent être consommés à volonté, s'ils sont consommés seuls.

Les fruits sont autorisés en dehors des repas et les céréales doivent être consommées non raffinées.

Ce régime, efficace même s'il se révèle trop riche en lipides, est facilement adaptable à la vie sociale. Il permet d'aller au restaurant sans exiger des plats tristement diététiques. Inconvénient : il faut apprendre par cœur les classifications des aliments autorisés selon les phases « Perte de poids » et « Maintien de l'équilibre pondéral », et les tableaux des index glycémiques... cités dans le livre.

SCARSDALE (RÉGIME...)

Ce régime, œuvre du Dr Tamower, cardiologue américain, dure 14 jours et interdit tous les féculents, toutes les matières grasses ajoutées, la plupart des laitages, les jus de fruits, l'alcool, les desserts sucrés, le chocolat et la charcuterie. À la fin de la période de deux semaines, il est préconisé de suivre un plan de stabilisation qui permet de manger un peu plus : trois œufs par semaine, deux tranches de pain par jour, des confitures sans sucre, des noix et un verre d'alcool par jour (vin ou whisky). Ce régime continue cependant à proscrire tous les féculents (pâtes, riz, pommes de terre, maïs, légumes secs), tous les desserts sucrés, toutes les matières grasses ajoutées, le chocolat, la charcuterie et la plupart des laitages. Assez contraignant, car il est impératif de manger exactement ce qui est inscrit au programme, ce régime présente plusieurs variantes qui s'adaptent à vos goûts : le Spécial Gourmet, l'Exotique, l'Économique pour petits budgets, le Végétarien…

On peut perdre jusqu'à 7 kg en deux semaines selon son créateur, qui affirmait en outre que 90 % de ses patients maintenaient leur poids après le régime. Suivre la diète Scarsdale durant quatorze jours ne présente pas de danger pour l'organisme car les apports en protéines, en sels minéraux et en vitamines sont globalement suffisants. Cependant, sa prolongation ou sa fréquente répétition peut provoquer des déséquilibres nutritionnels (absence des acides gras essentiels contenus dans les huiles, prohibées…) et une carence en calcium (laitages insuffisants).

1er et 8e JOURS

Petit-déjeuner : café ou thé à volonté (sucré avec un édulcorant) + 1/2 pamplemousse + 1 tranche de pain complet.

Déjeuner : bœuf maigre, poulet ou poisson à volonté + salade de tomates + café ou thé.

Dîner : poisson grillé + salade de tomates et laitue + pamplemousse ou melon.

2e et 9e JOURS

Petit-déjeuner : café ou thé à volonté (sucré avec un édulcorant) + 1/2 pamplemousse + 1 tranche de pain complet.

Déjeuner : salade de fruits à volonté + café.

Dîner : steak haché + légumes cuits à volonté.

3e et 10e JOURS

Petit-déjeuner : café ou thé à volonté (sucré avec un édulcorant) + 1/2 pamplemousse + 1 tranche de pain complet.

Déjeuner : salade de thon + pamplemousse ou melon.

Dîner : 2 côtelettes de porc maigre + salade verte mélangée + café.

4e et 11e JOURS

Petit-déjeuner : café ou thé à volonté (sucré avec un édulcorant) + 1/2 pamplemousse + 1 tranche de pain complet.

Déjeuner : 2 œufs + fromage blanc + 100 g de courge + 1 toast + café.

Dîner : poulet grillé sans la peau + épinards ou poivrons vert + café.

5e et 12e JOURS

Petit-déjeuner : café ou thé à volonté (sucré avec un édulcorant) + 1/2 pamplemousse + 1 tranche de pain complet.

Déjeuner : fromage sec à volonté + épinards + 1 toast.

Dîner : poisson grillé + légumes cuits ou salade verte + 1 toast.

6e et 13e JOURS

Petit-déjeuner : café ou thé à volonté (sucré avec un édulcorant) + 1/2 pamplemousse, 1 tranche de pain complet.

Déjeuner : salade de fruits à volonté + café.

Dîner : poulet grillé sans la peau + salade de tomates et laitue + pamplemousse ou melon + café.

7e et 14e JOURS

Petit-déjeuner : 1 tranche de pain complet + café ou thé à volonté (sucré avec un édulcorant) + 1/2 pamplemousse.
Déjeuner : poulet chaud ou froid + salade de tomates et laitue + pamplemousse ou melon + café.
Dîner : bœuf maigre + salade mélangée + café.

RECOMMANDATIONS

– Buvez au moins quatre verres d'eau minérale ou de soda sans sucre par jour. Alcools, lait et jus de fruits sont interdits.
– Assaisonnement : utilisez des fines herbes, du sel, du poivre, du citron, du vinaigre, de l'ail et des oignons, de la sauce Worcestershire, de la sauce au soja ou de la moutarde. L'huile est interdite.
– Les légumes autorisés ne sont pas limités en quantité.
– Les viandes, poissons et légumes sont cuisinés sans matière grasse.

SHELTON (RÉGIME...)

C'est un régime dissocié (voir ce terme) qui part du principe que c'est l'association des aliments qui fait grossir. On mange par exemple des laitages au petit-déjeuner, de la viande au déjeuner et des légumes au dîner. Les œufs, les poissons et les fruits sont également autorisés, du moment qu'on ne déroge pas au principe de dissociation. Sont interdits les plats composés, et toutes les associations comme le fromage avec du pain.

L'amaigrissement est rapide dans les premières semaines, mais il engendre à la longue de la fatigue physique. Le régime Shelton n'est pas limité dans le temps, mais lorsqu'on l'arrête, on reprend du poids.

SOUPE BRÛLE-GRAISSE

Ce régime, dit aussi « régime soupe aux choux », dure une semaine. Il est proposé, dans les hôpitaux, aux patients avant une intervention chirurgicale, notamment aux malades du cœur qui doivent rapidement perdre du poids avant l'opération.

Ce régime, avec sa soupe hypocalorique (laquelle peut être consommée à volonté) brûle plus de calories qu'il en fait consommer, nettoie le système digestif et purifie l'organisme. Plus on consomme de la soupe, et plus on brûle de calories ! Une vraie potion magique, qui peut faire perdre jusqu'à 7 kg en une semaine.

Si l'on veut recommencer le régime, il faut attendre deux jours au minimum, en évitant les abus alimentaires. Bien qu'il soit relativement équilibré – mais fastidieux, la soupe aux choux n'étant pas un nectar –, il est recommandé, si l'on veut pratiquer ce régime à plusieurs reprises, d'être suivi par un médecin. La perte de poids trop brutale et le peu de calories que ce régime apporte peuvent provoquer une « grosse fatigue ».

Si l'on est satisfait de sa perte de poids, il faut ensuite respecter un régime qui tiendra compte de la consommation quotidienne de calories (voir les rubriques concernées dans le précédent chapitre) afin de ne pas regagner les kilos perdus.

RECETTE DE LA SOUPE

– 6 gros oignons
– 2 poivrons verts
– 1 branche de céleri
– 6 tomates pelées
– 1 chou
– 1 bouillon-cube de poulet
– Sel, poivre, ail selon son goût.

Émincez le chou, coupez les légumes en morceaux, jetez le tout dans une grande casserole et couvrir d'eau. Faites bouillir à feu vif pendant 10 minutes, puis laissez mijoter jusqu'à ce que les légumes soient tendres.

1er JOUR

Mangez seulement de la soupe et des fruits frais (sauf banane) à faible teneur calorique.

Boissons autorisées : jus de fruit, thé et café sans sucre, eau minérale.

2e JOUR

Mangez des légumes frais – de préférence des légumes verts – ou en conserve, cuits à la vapeur ou crus (évitez les petits pois, les haricots blancs et le maïs). N'ajoutez pas de graisse ou de beurre pour la cuisson. En cas de fringale, reprenez de la soupe.
Le soir, une grosse pomme de terre cuite au four, avec un filet d'huile d'olive ou une noisette de beurre, est permis.
Pas de fruit le 2e jour.
Boissons autorisées : thé et café sans sucre, eau minérale.

3e JOUR

Mangez des légumes comme le 2e jour (sauf pommes de terre) et des fruits comme le 1er jour (sauf banane), et toujours de la soupe.
Boissons autorisées : jus de fruit, thé et café sans sucre, eau minérale, lait écrémé.
Vous avez déjà perdu, au minimum, 1 kg.

4e JOUR

Mangez uniquement de la soupe, jusqu'à 8 bananes dans la journée, et buvez au minimum 2 grands verres de lait écrémé. Les bananes et le lait apportent des glucides à votre organisme qui commence à en manquer. Le calcium, le potassium et les protéines du lait compensent les envies de sucre.

5e JOUR

Mangez jusqu'à 500 g de viande maigre (poulet sans la peau) ou poisson maigre, ou bœuf maigre et 5 tomates fraîches.

Buvez entre 5 et 8 verres d'eau minérale pour aider à éliminer l'acide urique produit par la viande.

Prenez de la soupe au moins une fois par jour.

Boissons autorisées : thé et café sans sucre, eau minérale.

6e JOUR

Mangez, à midi, des légumes comme le 2e jour (sauf pommes de terre), et de la viande à satiété (steak). Le soir : steak/salade.

Prenez de la soupe au moins une fois dans la journée.

Boissons autorisées : thé et café sans sucre, eau minérale.

7e JOUR

Mangez des légumes (sauf pommes de terre), des fruits non sucrés et du riz complet.

Prenez de la soupe au moins une fois dans la journée.

Boissons autorisées : jus de fruit, thé et café sans sucre, eau minérale.

À PROSCRIRE

L'alcool : il gêne l'élimination des graisses. Attendez 24 heures pour commencer le régime si vous avez pris de l'alcool.

Boissons gazeuses, même sans calories.
Friture
Pain et tout ce qui contient de la *farine* et du *sucre*.
Prenez de la soupe au moins une fois dans la journée.
Boissons autorisées : jus de fruit, thé et café sans sucre, eau minérale.

VÉGÉTALIEN (RÉGIME...)

Le régime végétalien se fait exclusivement à base de produits végétaux. Tout aliment d'origine animale (viande, poisson, laitages, œufs) est proscrit. Il ne présente aucun avantage et a pour inconvénient d'entraîner de dangereuses carences en protéines. Il nécessite la prise de nutriments complémentaires.

VÉGÉTARIEN (RÉGIME...)

Le régime végétarien est un régime sans viande et sans poisson, mais qui, contrairement au régime végétalien, autorise les laitages et les œufs.

Comme le régime végétalien, le régime végétarien ne présente aucun avantage et a pour inconvénient d'entraîner une carence en protéines.

Ces deux régimes sont, toutefois, efficaces pour qui veut maigrir. En effet, la suppression ou la diminution des produits d'origine animale entraîne en même temps une réduction de la consommation de graisses, riches en calories. Par ailleurs, la consommation de sucres lents et de fibres augmente, ce qui a aussi un effet favorable sur la perte de poids. Quant ils sont menés sur plusieurs années, les régimes végétariens sont réputés améliorer l'hypertension artérielle, l'excès de cholestérol, voire même de prévenir certains types de cancers. Mais, on l'a déjà écrit, ces régimes sont tous plus ou moins carencés, notamment en fer et en vitamine B12 présents dans la viande, ou en iode présente dans le poisson et les coquillages. Les végétaliens ont, de surcroît, souvent une carence en calcium présent dans les laitages.

WEIGHT WATCHERS (RÉGIME...)

Régime hypocalorique, le Weight Watchers repose, c'est son originalité, sur la « thérapie » de groupe, et propose, sur 5 semaines, un programme ou tout est contrôlé, avec une nourriture très variée. Le régime est progressif et la méthode efficace. Ce programme est associé à des réunions de motivation hebdomadaires. La session débute par une pesée suivie d'une séance de motivation pour aider les participants à « tenir le coup ». La perte de poids est lente mais régulière, et présente peu de danger car l'alimentation est très équilibrée et la carence calorique raisonnable.

Le programme est fondé sur un système d'unités de couleurs :
– les aliments dénués de matières grasses, à consommer à volonté.

– les aliments de base du programme à consommer normalement.
– les aliments riches en matières grasses et/ou en sucres et/ou en alcool à consommer raisonnablement.

L'après régime est pris en compte avec un programme de stabilisation qui aboutit à une nouvelle hygiène alimentaire. Weight Watchers propose aussi des livres de recettes et, en vente dans les grandes surfaces, des plats cuisinés.

ZONE (RÉGIME...)

Ce régime nous vient d'Hollywood où il est très à la mode depuis quelques années. L'actrice américaine Demi Moore, en le pratiquant, l'a rendu célèbre. Il s'équilibre entre 30 % de protéines, 30 % de matières grasses et 40 % de glucides. Il a l'avantage de préconiser une nourriture variée (mais « américaine ») et d'éviter ainsi la monotonie. Une collation copieuse évite la fringale.

C'est davantage un menu pour se remettre en forme et éliminer, en trois jours, un léger surpoids qu'un régime amaigrissant de longue haleine.

1er JOUR

Petit-déjeuner : – 300 g de fromage à 20 % de calories
– 2 toasts

Déjeuner : – 1 salade verte avec des croûtons et du parmesan râpé
– 125 g de poulet

Collation : – 1 tasse de yaourt maigre (250 ml)
– 10 amandes

Dîner : – Steak de saumon de 175 g
– 125 g de riz
– 250 g de haricots verts

2e JOUR

Petit-déjeuner : – 2 blancs d'œufs brouillés
– 1 tranche de pain de seigle

Déjeuner : – 125 g de bœuf haché
– 1 julienne de carottes
– 1 tranche fine de fromage
– 1/2 pain à hamburger

Collation : – 1 tasse de maïs soufflé (250 ml)
– 30 g de fromage doux, faible teneur en matières grasses

Dîner : – Blanc de poulet de 175 g
– 250 g de brocolis
– 1 salade verte (vinaigrette avec peu d'huile)

3e JOUR

Petit-déjeuner : – 250 g de flocons d'avoine
– 1/2 banane fraîche
– lait écrémé

Déjeuner : – 1 salade de crevettes
– 125 g d'asperges
– 4 biscuits au soja

Collation : – 1 grappe de raisins
– 30 g de brie

Dîner : – Steak aux champignons de 175 g
– 1 salade verte (vinaigrette avec un peu d'huile)

COMPOSITION DES ALIMENTS

Pour 100 g ou 100 ml,
vous trouverez dans ce chapitre
l'équivalent en calories,
ainsi que l'équivalent en grammes
pour les glucides, protides et lipides

SALADES

	CALORIES	GLUCIDES	PROTIDES	LIPIDES
Batavia (100 g)	16	2	1,5	0,3
Chicorée (100 g)	16	2	1	0,3
Cresson (100 g)	21	2	2,2	0
Laitue (100 g)	17	2,9	1,2	0,3
Mâche (100 g)	36	5,1	1,8	0,3
Maïs en boîte (100 g)	120	23	2,9	0,4
Maïs doux en épi (100 g)	115	22	3,5	1,4
Scarole (100 g)	37	4	1,5	0,3
Soja (germes de) (100 g)	18	2	2,9	0,1
Taboulé (100 g)	146	20	3,8	5,4
Sauce vinaigrette (100 ml)	656	0,2	0,2	74
Sauce vinaigrette allégée (100 ml)	326	3,2	0,5	34

ÉQUIVALENCES EN LIPIDES...

10 g d'huile = (1 petite c. à soupe)	15 g de beurre 30 g de beurre allégé 30 g de crème fraîche 60 g de crème allégée 1 grosse cuillère à soupe de mayonnaise

ÉQUIVALENCES EN PROTIDES...

100 g de fromage blanc =	30 g de fromage environ 1 grand verre de lait écrémé 1 yaourt nature 20 g de lait en poudre environ

GRAISSES, HUILES CONDIMENTS ET SAUCES

	CALORIES	GLUCIDES	PROTIDES	LIPIDES
BEURRE				
Beurre (100 g)	737	0	0,5	81,7
Beurre allégé (100 g)	410	1	7	41
HUILE				
Huile d'arachide (100 ml)	899	0	0	99,9
Huile de coco (100 ml)	899	0	0	99,9
Huile de maïs (100 ml)	899	0	0	99,9
Huile de sésame (100 ml)	881	0	0,20	99,7
Huile de soja (100 ml)	899	0	0	99,9
Huile de tournesol (100 ml)	899	0	0	99,9
Huile d'olive (100 ml)	899	0	0	99,9
Ketchup (100 g)	98	24	8,6	0
Margarine (100 g)	739	1	0,2	81,6
Mayonnaise (100 g)	691	1,7	1,1	75,6
Mayonnaise allégée (100 g)	391	12	1	40
Moutarde (100 g)	109	9,7	7,1	8,2
CONDIMENTS				
Ail (300 g)	130	27	7,9	0,1
1 gousse d'ail (5 g)	6,5	0,9	0,2	0
Cornichons (100 g)	14	2,6	0,9	0,1
Échalotes (100 g)	75	17	1,3	0
Gélatine (100 g)	338	0	84	0
Gingembre (100 g)	60	10	2	1
Olives noires (100 g)	293	4	2	30

	Calories	Glucides	Protides	Lipides
Olives vertes (100 g)	113	0	1,3	12,5
Olives farcies (100 g)	126	0,2	1,8	13,1
Persil frais (100 g)	51	9	4,1	0
Piment doux (100 g)	32	6,4	1	0,4
Saindoux (100 g)	900	0	0	99
SAUCES				
Sauce barbecue (100 ml)	71	13	2	2
Sauce béarnaise (100 ml)	556	4	2	54
Sauce blanche (100 ml)	144	11	4	11
Sauce tomate (100 ml)	76	7	2	5
Sauce vinaigrette (100 ml)	656	0,2	0,2	74
Sauce vinaigrette allégée (100 ml)	326	3,2	0,5	34
Végétaline (100 g)	899	0	0	99,9
Vinaigre (100 ml)	4	0,6	0,4	0

PROPORTIONS...

1 cuillère à café : 5 g environ
1 cuillère à soupe : 15 environ
1 verre : 15 cl

ÉQUIVALENCES EN GLUCIDES...

100 g de féculents = 100 g de pomme de terre
100 g de riz
100 g de légumes secs
100 g de maïs
30 g de pain
25 g de farine

LÉGUMES

	Calories	Glucides	Protides	Lipides
ARTICHAUT				
Artichauts (100 g)	50	9,4	2,50	0
Cœurs d'artichauts en conserve (100 g)	33	5	1,75	0,5
Fonds d'artichauts en conserve (100 g)	37	6,8	1,6	0,4
Asperges (100 g)	25	2	2,9	0,6
AUBERGINE				
Aubergine (100 g)	30	5,4	1,3	0
Caviar d'aubergine (100 g)	199	4,5	2,4	19
AVOCAT				
Avocat (100 g)	190	1,9	1,9	19,5
Guacamole (100 g)	208	8	1,7	20
Betterave rouge (100 g)	36	7,6	1,7	0,1
Blettes (100 g)	33	5	2	0,2
Brocoli frais (100 g)	33	4,4	2,5	0,9
Carottes (100 g)	35	2,5	0,3	0,2
Céleri (100 g)	20	3,7	1,3	0,2
Céleri-rave (100 g)	44	9	2	0
Céleri rémoulade (100 g)	116	9	2	8
CHAMPIGNONS				
Cèpes (100 g)	28	4	3	0
Champignons (100 g)	30	4	2,4	0
Girolles (100 g)	28	4	3	0
Chou (100 g)	28	4,3	1,4	0,2
Choucroute (100 g)	27	4	1,1	0,2

	Calories	Glucides	Protides	Lipides
Chou-fleur (100 g)	34	3	2,4	0,9
Chou navet (100 g)	34	7	1,2	0,1
Chou rouge (100 g)	38	6,6	1,7	0,2
Choux de Bruxelles (100 g)	55	8	4	0,7
Citrouille (100 g)	30	6	1,3	0,2
Concombre (100 g)	10	1,5	0,7	0,1
Courgette (100 g)	14	2,5	1	0,1
Cresson (100 g)	21	3	1,7	0,3
Endive (100 g)	20	4	1,5	0,2
Épinards (100 g)	25	3	2,1	0,3
Fenouil (100 g)	20	2,8	1,9	0,2
Haricots verts (100 g)	40	7	2,5	0,2
Navet (100 g)	33	7	1,1	0,2
Oignons (100 g)	46	10	2	0,2
Petits pois (100 g)	92	16	6	0,4
Poireau (100 g)	42	7,5	2	0,4
Poivron doux (100 g)	22	6,5	1,2	1,2
Potiron (100 g)	33	2,2	0,7	0,2
Radis rose (100 g)	22	2,5	0,6	0,1
Rhubarbe (100 g)	16	3,5	0,5	0,1
Salsifis (100 g)	78	12,5	3,6	0,9
Tomates (100 g)	22	4	1	0,3

ÉQUIVALENCES EN GLUCIDES...

25 g de pain = 1 tranche de pain de mie
20 g de farine
2 biscottes

PROPORTIONS...
200 g de légumes = 1 « belle » assiette

LÉGUMES SECS & FÉCULENTS

	Calories	Glucides	Protides	Lipides
FÈVES				
Fèves fraîches (100 g)	117	14	5,4	0,3
Fèves sèches (100 g)	343	60	23	1,5
HARICOTS				
Flageolets (100 g)	120	21	8	0,5
Haricots blancs (100 g)	120	21,2	7,8	0,5
Haricots rouges (100 g)	115	19,9	8	0,5
Haricots secs (100 g)	330	59	19	1,5
Lentilles sèches (100 g)	336	56,9	24	1,0
Pois cassés (100 g)	350	66	22	1,5
Pois chiches (100 g)	360	61	18	5,1
POMMES DE TERRE				
Pommes de terre (100 g)	90	19	2	0,1
Chips (100 g)	514	50	6,7	37
Frites (100 g)	364	41,2	4,5	21,3
Gnocchis (100 g)	131	4,6	6,50	15,7
Gratin dauphinois (100 g)	143	13,7	2,5	7
Pommes de terre rôties (100 g)	149	25,9	2,9	4,5
Purée au lait entier (100 g)	86	14,8	2,4	2,2
Tortilla (100 g)	459	60,1	7,6	22,6

PROPORTIONS…

200 g de féculents = 1 assiette de pâtes
1 bol de riz
3 pommes de terre à l'eau

PÂTES & RIZ

	CALORIES	GLUCIDES	PROTIDES	LIPIDES
PÂTES ALIMENTAIRES				
Pâtes fraîches (100 g)	357	73	12	1
Pâtes sèches (100 g)	115	23	4	0,5
Pâtes aux œufs fraîches (100 g)	377	73	14	3,5
Pâtes aux œufs sèches (100 g)	125	23	4	1
Cannelloni (100 g)	137	15	7,5	5,2
Lasagne (100 g)	162	12,8	5	3,8
Macaronis cuits (100 g)	116	18,5	3	0,5
Macaronis fromage et jambon (100 g)	178	13,6	7,3	10,8
Spaghettis cuits (100 g)	110	22,2	3,6	0,7
RIZ				
Riz blanc cru (100 g)	357	88	7	1
Riz blanc cuit (100 g)	127	28	2,5	0,5
Riz complet cru (100 g)	337	78	7	2
Riz complet cuit (100 g)	127	28	2,5	0,5
Riz au lait (100 g)	137	28	3	3
Riz soufflé (100 g)	397	98	6	1
Risotto (100 g)	124	24	3	0,5
MANIOC				
Manioc (fécule) (100 g)	383	95	0,5	0,2
Tapioca cuit (100 g)	219	52	1	0,4

ÉQUIVALENCES EN GLUCIDES…

100 g de féculents = 100 g de pommes de terre
100 g de riz
100 g de légumes secs
100 g de maïs

PAINS ET PETITS-DÉJEUNERS

	Calories	Glucides	Protides	Lipides
Avoine (flocons d') (100 g)	367	68	16	7
Biscotte (100 g)	373	78	10	4
Blé soufflé (100 g)	367	75	16	1
Croissant (100 g)	380	58,3	8,3	18
Maïs (pétales de) (100 g)	357	84	8	1
Pain blanc (100 g)	235	55	7,4	0,9
Pain au chocolat (100 g)	405	53	7	21
Pain au lait (100 g)	268	56	9,2	4,2
Pain complet (100 g)	228	50	8,5	1,5
Pain de mie (100 g)	278	54	8	3
Pain de seigle (100 g)	219	51	7,3	1,7
Pain aux raisins (100 g)	289	50,7	7,5	7,6
Pain de son (100 g)	238	43	13	2
Riz soufflé (100 g)	397	98	6	1

PROPORTIONS...

1 baguette = 250 g 1/3 de baguette = 80 g environ
1/4 de baguette = 60 g environ 1 tranche de pain = 30 g environ

ÉQUIVALENCES EN GLUCIDES...

25 g de pain = 1 tranche de pain de mie
20 g de farine
2 biscottes

ŒUFS

	Calories	Glucides	Protides	Lipides
ŒUF DE POULE				
Œuf dur (100 g)	147	0	12,5	10,8
Œuf entier (60 g)	90	0	7,6	6,6
Blancs d'œufs (100 g)	45	0	9	0
Blanc d'1 œuf (35 g)	18	0	4,3	0
Jaunes d'œufs (100 g)	350	0	16	27
Jaune d'1 œuf (20 g)	61	0	3,2	5,4
Œufs frits à l'huile (100 g)	179	0	13,6	13,9
Œuf frit à l'huile (1 œuf de 60 g)	107	0	8,2	8,3
Œufs pochés (100 g)	147	0	12,5	10,8
Œuf poché (1 œuf de 60 g)	88,2	0	7,5	6,5
Œufs brouillés au lait (100 g)	247	0,6	10,7	22,6
ŒUF DE CANE				
Œuf de cane (100 g)	190	0	14	15
Œuf entier	105	0	7,5	8
OMELETTE				
Omelette nature (100 g)	190	0	10,9	16,4
Omelette nature (2 œufs)	229	0	13,1	19,7
Omelette au fromage (100 g)	266	0	19,9	22,6
Omelette au fromage (2 œufs)	479	0	28,6	40,7
Omelette au jambon (100 g)	196	0,4	20,8	12,2
Omelette au jambon (2 œufs)	237	0,5	25,7	14,7
Crème anglaise (100 g)	125	12,5	5,5	6,2

AGNEAU

	Calories	Glucides	Protides	Lipides
Cervelle (100 g)	140	0,4	11	10,2
Collier/navarin (100 g)	250	0	25	16,4
Côte première (100 g)	249	0	23	17,3
Épaule rôtie (100 g)	194	0	22	11,7
Filet grillé (100 g)	219	0	21	14,7
Foie (100 g)	145	3	22,9	5,7
Gigot (100 g)	228	0	23	8,8
Irish Stew (100 g)	123	9,1	5,3	7,3
Langue (100 g)	193	0	15,3	14,6
Moussaka (100 g)	184	7,0	9,1	13,6
Rognons (100 g)	105	0	14,6	3
Selle rôtie (100 g)	233	0	22	15,7

MOUTON

	Calories	Glucides	Protides	Lipides
Cervelle (100 g)	122	1	11	8,2
Côte (100 g)	229	0	18	17,3
Épaule rôtie (100 g)	284	0	16	25,7
Filet (100 g)	229	0	18,2	17
Foie (100 g)	135	3	21,9	4,7
Gigot (100 g)	228	0	18	16,8
Langue (100 g)	251	0	14,3	19,6
Méchoui (100 g)	404	0	22,4	35
Rognons (100 g)	110	0	18,6	3,3
Selle rôtie (100 g)	243	0	18	18,7

BŒUF

	Calories	Glucides	Protides	Lipides
Aloyau (100 g)	170	0	20,7	11,4
Araignée (100 g)	140	0	27,1	4,3
Basses-côtes (100 g)	259	0	17,5	22
Bavette (100 g)	152	0	27	4,8
Bifteck grillé (100 g)	148	0	28	4
Bourguignon (100 g)	240	0	29	4,3
Carpaccio (100 g)	325	0	10,8	9
Cervelle (100 g)	130	2,2	11	10,2
Chili con carne (100 g)	165	9,3	12,2	9,6
Côte (100 g)	260	0	19	22
Entrecôte grillée (100 g)	203	0	24	11,8
Faux-filet (100 g)	168	0	28	9,6
Filet (100 g)	185	0	20	10,6
Foie (100 g)	138	3,6	24,8	5,5
Gîte (100 g)	214	0	26,6	12
Jarret (100 g)	244	0	28,5	13,4
Langue (100 g)	194	0	15,5	14,4
Museau (100 g)	200	0,5	15,5	14,4
Onglet (100 g)	156	0	26	4,5
Paleron (100 g)	185	0	20	10,6
Pot-au-feu (100 g)	240	0	29	4,3
Queue (100 g)	200	0	29	10,6
Rognons (100 g)	128	0	16,6	6
Rosbif en rôti (100 g)	148	0	28	4,1
Rôti (100 g)	148	0	28	4,1
Rumsteck grillé (100 g)	174	0	21,5	11,4
Steak haché 20 % Mat. Gr. (100 g)	251	0	18	20
Steak haché 5 % Mat. Gr. (100 g)	129	0	20,5	5,1
T-bone (100 g)	192	0	20,2	11,6
Tendron (100 g)	243	0	26,3	14,5

	Calories	Glucides	Protides	Lipides
Tournedos (100 g)	185	0	21	11,2
Tripes (100 g)	110	0,4	18	3,2

VEAU

	Calories	Glucides	Protides	Lipides
Blanquette (100 g)	140	15	7,7	6,4
Carré (100 g)	180	0	19,1	11,3
Cervelle (100 g)	120	0,5	11	8,2
Côte (100 g)	180	0	19	11
Épaule (100 g)	180	0	19	11
Escalope (100 g)	180	0	19	11
Filet (100 g)	115	0	20	3,6
Foie (100 g)	138	4	19,8	5,5
Grenadin (100 g)	177	0	19,6	12
Jarret (100 g)	184	0	18,5	12,4
Langue (100 g)	134	0	18,5	7,4
Noix (100 g)	180	0	18,5	10,4
Osso buco (jarret) (100 g)	184	0	18,5	12,4
Paupiette (100 g)	335	9	13	28
Pied (100 g)	350	1,1	17	30,5
Quasi (100 g)	180	0	19	11,6
Ris (100 g)	120	0	19	4,6
Rognons (100 g)	108	0	16,6	5
Rôti (100 g)	178	0	18	11,1
Tendron (100 g)	243	0	26,3	14,5
Tête (100 g)	211	0	26	12

CHEVAL

	Calories	Glucides	Protides	Lipides
Steak de cheval (100 g)	110	1	20,5	2

PORC

	Calories	Glucides	Protides	Lipides
Andouillette (100 g)	234	1	23	15
Bacon grillé (100 g)	228	0	29,5	12,2
Boudin blanc (100 g)	179	5,5	10	13
Boudin noir (100 g)	349	1	11,9	33
Carré (100 g)	210	0	19	14,2
Cervelle (100 g)	127	0,8	10	9,2
Chipolata (100 g)	328	1	14	30
Chorizo (100 g)	500	1	4	9
Confit de foie (100 g)	323	0,5	16	28
Côte (100 g)	260	0	19	16
Échine (100 g)	283	0	17	25,8
Épaule (100 g)	213	0	20	15,8
Filet mignon (100 g)	118	0	21	3,6
Grillade (100 g)	214	0	18,6	15
Jambon blanc (100 g)	133	0,8	19	6,8
Jambon cru (100 g)	230	0,5	19	6,8
Jambonneau cuit (100 g)	147	1,07	20	7
Langue (100 g)	204	0	18,5	14,4
Lard (100 g)	691	0	12	79
Lardons (100 g)	284	0,5	18,5	24
Museau (100 g)	200	0,5	15,5	14,4
Palette (100 g)	210	0	19	14,5
Pied (100 g)	345	1	18	30,6
Poitrine (100 g)	300	0	15	27
Rillettes (100 g)	440	0,1	15	41,6
Rognons (100 g)	98	0	16,6	3
Rôti (dégraissé) (100 g)	208	0	18	14,1
Salami (100 g)	491	1,9	19,3	45,2
Salé (petit) (100 g)	330	0	15	30
Saucisse de Francfort (100 g)	310	1,2	13	28

	CALORIES	GLUCIDES	PROTIDES	LIPIDES
Saucisse de Strasbourg (100 g)	310	1,2	13	28
Saucisse de Toulouse (100 g)	328	0,5	30	14
Saucisson sec/rosette de Lyon (100 g)	400	2	24	32,8
Tête (100 g)	204	0	16,5	15,4
Travers (100 g)	284	0	17,5	23,4

CHARCUTERIE

	CALORIES	GLUCIDES	PROTIDES	LIPIDES
Andouillette (100 g)	234	1	23	15
Bacon grillé (100 g)	228	0	29,5	12,2
BOUDIN				
Boudin blanc (100 g)	179	5,5	10	13
Boudin noir (100 g)	349	1	11,9	33
Chipolata (100 g)	328	1	14	30
Chorizo (100 g)	500	1	4	9
Jambon blanc (100 g)	133	0,8	19	6,8
Jambon cru (100 g)	230	0,5	19	6,8
Lard (100 g)	691	0	12	79
Lardons (100 g)	284	0,5	18,5	24
Merguez (100 g)	300	1	16	26
Museau de bœuf (100 g)	200	0,5	15,5	14,4
Museau de porc (100 g)	200	0,5	15,5	14,4
PÂTÉ				
Pâté de campagne (100 g)	342	4	14	30
Pâté de foie (100 g)	358	4	11	33
Rillettes d'oie (100 g)	464	0	15	45
Rillettes de porc (100 g)	440	0,1	15	41,6
Salami (100 g)	491	1,9	19,3	45,2

	CALORIES	GLUCIDES	PROTIDES	LIPIDES
Saucisse de Francfort (100 g)	310	1,2	13	28
Saucisse de Strasbourg (100 g)	310	1,2	13	28
Saucisse de Toulouse (100 g)	328	0,5	30	14
Saucisson sec/rosette de Lyon (100 g)	400	2	24	32,8
Tête de porc (100 g)	204	0	16,5	15,4

ABATS

	CALORIES	GLUCIDES	PROTIDES	LIPIDES
Cervelle d'agneau (100 g)	140	0,4	11	10,2
Cervelle de bœuf (100 g)	130	2,2	11	10,2
Cervelle de mouton (100 g)	122	1	11	8,2
Cervelle de porc (100 g)	127	0,8	10	9,2
Cervelle de veau (100 g)	120	0,5	11	8,2
Foie de bœuf (100 g)	138	3,6	24,8	5,5
Foie de mouton (100 g)	135	3	21,9	4,7
Foies de volaille (100 g)	135	0,7	19,6	6,1
Langue d'agneau (100 g)	193	0	15,3	14,6
Langue de bœuf (100 g)	194	0	15,5	14,4
Langue de mouton (100 g)	251	0	14,3	19,6
Langue de porc (100 g)	204	0	18,5	14,4
Onglet de bœuf (100 g)	156	0	26	4,5
Pied de porc (100 g)	345	1	18	30,6
Pied de veau (100 g)	350	1,1	17	30,5
Ris de veau (100 g)	120	0	19	4,6
Rognons d'agneau (100 g)	105	0	14,6	3
Rognons de bœuf (100 g)	128	0	16,6	6

	CALORIES	GLUCIDES	PROTIDES	LIPIDES
Rognons de mouton (100 g)	110	0	18,6	3,3
Rognons de porc (100 g)	98	0	16,6	3
Rognons de veau (100 g)	108	0	16,6	5
Tête de veau (100 g)	211	0	26	12
Tripes de bœuf (100 g)	110	0,4	18	3,2

VOLAILLES

(Peau ôtée – Si vous mangez la peau, vous augmentez la prise de calories de 30 %)

	CALORIES	GLUCIDES	PROTIDES	LIPIDES
POULET				
Aile de poulet rôti (190 g)	145	0	23,6	5,1
Blanc de poulet (100 g)	105	0	22	2
Cuisse de poulet rôti (190 g)	175	0	29,3	6,5
Foies de poulet (100 g)	135	0,7	19,6	6,1
CHAPON				
Chapon (100 g)	230	0	17	18
CANARD				
Canard rôti (100 g)	189	0	25,3	9,7
Foie gras de canard (100 g)	470	2,5	8,9	47
Magret de canard (100 g)	175	0	19,8	9,1
Mousse de canard (100 g)	390	2	10	38
CAILLE				
Caille (100 g)	116	0,5	24	1,5
DINDE				
Escalope de dinde (100 g)	128	0	21	3,5
Rôti de dindonneau (100 g)	128	0	21	3,5

	Calories	Glucides	Protides	Lipides
OIE				
Foie gras (100 g)	450	2,5	10,5	45
Oie rôtie (100 g)	319	0	25,3	22,4
Rillettes d'oie (100 g)	464	0	15	45
PERDREAU/PERDRIX				
Perdreau rôti (100 g)	115	0	25	1,5
Perdrix (100 g)	115	0	25	1,5
PIGEON				
Pigeon rôti (100 g)	130	0	23,8	4,2
PINTADE/PINTADEAU				
Pintade (100 g)	150	0	23,8	6,2
LAPIN				
Foie de lapin (100 g)	125	3,2	20,8	3,2
Lapin (100 g)	150	0	20,8	8,2

GIBIER

	Calories	Glucides	Protides	Lipides
Chevreuil (100 g)	120		21,5	3,6
Faisan rôti (100 g)	213		32,2	9,3
LIÈVRE				
Lièvre (100 g)	100	0,2	22,5	1
Civet de lièvre (100 g)	192		29,9	8
Sanglier (100 g)	105	0,4	21	2

ÉQUIVALENCES EN PROTIDES...

100 g de viande =	130 g de poisson environ 120 g de crustacés environ 2 œufs 2 tranches de jambon

POISSONS

	CALORIES	GLUCIDES	PROTIDES	LIPIDES
ANCHOIS				
Anchois en boîte (100 g)	280	0	25,2	19,9
Anchois frais (100 g)	160	0	20	9
Anguille (100 g)	250	0	17	20
Bar (100 g)	90	1	20	1,2
Bâtonnets de poisson (100 g)	233	17,2	13,5	12,7
Brochet (100 g)	87	0	18	1
Cabillaud (100 g)	96	0	21,4	1,2
Carpe (100 g)	100	0	18	1,8
Colin en filet (100 g)	96	0	17	2,7
Colin en bâtonnets panés (100 g)	180	15	12	8
Daurade (100 g)	77	0,1	17	1
Églefin (100 g)	71	0	17	0,3
Flétan (100 g)	120	0,1	18,5	5
Fritures (100 g)	525	5,3	19,5	47,5
Haddock (100 g)	101	0	23,3	0,9
HARENG				
Hareng fumé (100 g)	205	0	25,5	11,4
Hareng frit (100 g)	234	1,5	23,1	15,1
Lieu noir (100 g)	100	0,1	18	2
Limande (100 g)	78	0	17,1	1,4
Lotte (100 g)	77	0	18	1
Maquereau frais (100 g)	128	0	14	8
Maquereau frit (100 g)	188	0	21,5	11,3
Maquereau au vin blanc (100 g)	205	0	19	12
Merlan (100 g)	69	0	16	0,6
Merlu (100 g)	96	0	17	2,7
Mérou (100 g)	225	0	27	13

	Calories	Glucides	Protides	Lipides
MORUE				
Brandade (100 g)	172	9,6	8,8	8,2
Filet (100 g)	96	0	21,4	1,2
Morue séchée et salée (100 g)	260	0	65	1,9
Huile de foie de morue (100 g)	900	0	0	100
Mulet (100 g)	160	0,5	21,8	6,9
Raie (100 g)	99	0,1	20	10
Rouget (100 g)	131	0,1	20	8
Roussette frite (100 g)	265	7,7	16,7	18,8
SARDINE				
Sardine fraîche (100 g)	134	0	20	5,2
Sardines en boîte (100 g)	217	0	23,7	13,6
SAUMON				
Saumon cru (100 g)	182	0	18,4	12
Saumon fumé (100 g)	252	0	25,4	18
Saumon de fontaine* (100 g)	172	0	19	11
Rillettes de saumon (100 g)	352	0,1	18	30
Œufs de saumon (100 g)	252	0	25,4	18
Seiche (100 g)	78	2,4	16	1,5
Sole (100 g)	78	0	17,1	1,4
Tarama (100 g)	446	4,1	3,2	46,4
Terrine de poissons (100 g)	302	6	11	26

* Le saumon de fontaine est une variété de saumon venue du continent nord-américain et très prisée au Canada. Cette espèce est proche de celle du saumon de rivière, laquelle couvre souvent, sous la même appellation, le saumon d'élevage aux farines animales.

	Calories	Glucides	Protides	Lipides
THON				
Thon frais (100 g)	229	0	27	13
Thon en boîte (100 g)	289	0	25	20
Truite (100 g)	115	0	20	2,5
Turbot (100 g)	118	0,1	16	6

COQUILLAGES & CRUSTACÉS

	Calories	Glucides	Protides	Lipides
Bigorneaux (100 g)	100	0	20	2,3
Calmars (100 g)	90	2	16	1,7
Caviar (100 g)	250	2	25	16
Coques (100 g)	48	0	11,3	0,3
Coquilles Saint-Jacques (100 g)	75	0,2	15	3,4
Crabe (100 g)	85	1,5	16	3
Crabe en bâtonnets (100 g)	113	9,4	7,6	4,4
Crevettes (100 g)	107	0	22,6	1,8
Écrevisses (100 g)	71	1	16	0,5
Gambas (100 g)	98	0	21	1,5
Homard (100 g)	85	0,5	16	1,2
Huîtres (100 g)	80	4,6	10	3
Langouste (100 g)	91	0,5	16,9	1,9
Langoustines (100 g)	91	0,5	16,9	1,9
Moules (100 g)	77	2,2	12	1,7
Palourdes (100 g)	168	1,6	18	10
Praires (100 g)	47	1,6	10	0,3

PROPORTIONS…
1 « beau » filet de poisson = 150 g environ

PLATS COMPOSÉS

	Calories	Glucides	Protides	Lipides
Blanquette de veau (100 g)	115	13	10,2	3
Cassoulet (100 g)	260	11	15,2	17,3
Chili con carne (100 g)	171	9,1	12,2	9,3
Choucroute en conserve (100 g)	137	4,3	4,6	11,3
Couscous merguez (100 g)	154	22	8	3,8
Croque-monsieur (100 g)	297	24	14,6	16
Hachis Parmentier (100 g)	146	9,3	9	8,1
HAMBURGER				
Big Mac (100 g)	242	20,7	12,3	12,2
Cheese burger (100 g)	261	27,18	13,33	11,1
Minestrone (100 g)	34	5	2,1	1
Moussaka (100 g)	184	7	9,1	13,6
Paella (100 g)	166	11	6	11
PIZZA				
Pizza aux trois fromages (100 g)	231	26	11	9
Pizza jambon, fromage, olive (100 g)	196	22	9	9
Pot-au-feu (100 g)	134	7	13	7,6
QUICHE				
Quiche au fromage (100 g)	314	17,3	12,5	22,2

	CALORIES	GLUCIDES	PROTIDES	LIPIDES
Quiche au fromage et jambon (100 g)	308	14,5	13,2	22,4
Quiche aux œufs et au fromage (100 g)	314	17,3	12,5	22,2
Ratatouille de légumes (100 g)	48	3	1	2,5
Ravioli sauce tomate (100 g)	108	13	5	4
SOUPE				
Soupe aux légumes (100 g)	34	7	1	3,6
Soupe aux champignons (100 g)	53	3,9	1,1	3,8
Soupe à la tomate (100 g)	62	7,3	0,9	3,4
Tomates farcies (100 g)	189	6,1	7,5	15

LAITAGES

	CALORIES	GLUCIDES	PROTIDES	LIPIDES
Beurre (100 g)	737	0	0,5	81,7
Beurre allégé (100 g)	410	1	7	41
Crème de lait pasteurisé (100 ml)	316	2	2	33
Crème fraîche (100 ml)	300	4	3	30
Crème fraîche allégée (100 ml)	165	4,5	3	15
Fromage blanc 0 % Mat. Gr. (100 g)	46	4	7	0
Fromage blanc 20 % Mat. Gr. (100 g)	78	3,6	8	3

	Calories	Glucides	Protides	Lipides
Fromage blanc 40 % Mat. Gr. (100 g)	116	3,4	8	8
Lait entier (100 ml)	61	5	3	4
Lait demi-écrémé (100 ml)	44	5	3	2
Lait écrémé (100 ml)	32	5	3	0
Lait écrémé 1 verre (200 ml)	64	10	6	0
Lait concentré sucré (100 ml)	320	54	8	9
Lait de soja (100 ml)	32	0,8	2,9	1,9
Petit-Suisse 40 % Mat. Gr. (100 g)	176	20	6	9
Yaourt nature au lait entier (100 g)	64	4	4	4
Yaourt nature maigre (100 g)	37	18	5	0
Yaourt aux fruits (100 g)	111	4	4	3
Milk-shake (100 ml)	99	19	3	2
Glace (100 ml)	164	24	4	7

ÉQUIVALENCES EN PROTIDES...

100 g de fromage blanc =	30 g de fromage environ 1 grand verre de lait écrémé 1 yaourt nature 20 g de lait en poudre environ

FROMAGES

	CALORIES	GLUCIDES	PROTIDES	LIPIDES
Bleu (100 g)	410	2	24	34
Boursin (100 g)	414	2	7	42
Brie (100 g)	319	1,6	19,3	26,9
Camembert 40 % Mat. Gr. (100 g)	297	4	20,9	23,7
Cantal (100 g)	388	6	23	30
CHÈVRE				
Chèvre pâte molle (100 g)	208	1	13	18
Chèvre sec (100 g)	460	0	29	38
Crottin (100 g)	368	0	20	32
Comté (100 g)	398	4,5	30	30
Coulommiers (100 g)	278	5	15	22
Édam (100 g)	328	0	25	25
Emmental (100 g)	435	1,5	29,2	33
Feta (100 g)	350	2	24	31
Gorgonzola (100 g)	401	2	24	31
Gouda (100 g)	375	0	24	31
Gruyère (100 g)	393	4,5	29	30
Mozzarella (100 g)	256	2	18	20
Parmesan (100 g)	452	2	39	25
Pont-l'Évêque (100 g)	306	0	26	28
Raclette (100 g)	356	2	18	20
Roquefort (100 g)	404	2	22,8	34
Rouy (100 g)	334	0	24	28
Soufflé au fromage (100 g)	251	19,6	7,8	10,7
Saint-Nectaire (100 g)	344	0	22	28
Tomme (100 g)	324	0	22,8	26

BISCUITS & PÂTISSERIES

	Calories	Glucides	Protides	Lipides
Brioche (100 g)	386	40	7	22
Brownies (100 g)	452	52	8,4	30
Cookies (100 g)	535	66	7,5	27
Clafoutis (100 g)	200	27	4,2	8,6
Crêpes (100 g)	199	43,4	6,7	1
Diplomate au chocolat (100 g)	282	25,1	4,7	18,2
Diplomate aux fruits (100 g)	182	23,1	2,5	2,6
Éclair (100 g)	240	24	6	12
Farine blanche (100 g)	346	79	10	1
Galette des rois (100 g)	498	39,5	7,7	34,5
Gaufre (100 g)	289	44	6,5	10
Pain d'épice (100 g)	350	75	5	3
Pancakes (100 g)	301	35	5,9	16,2
Pâte brisée cuite (100 g)	529	54	7	31
Pâte feuilletée cuite (100 g)	569	48	6	41
Petits beurres (100 g)	438	76,7	6,8	12,3
Semoule (100 g)	339	74	13	1
Tarte aux fruits (100 g)	288	40	8	12

ÉQUIVALENCES EN LIPIDES…

10 g d'huile (1 petite cuillère à soupe)	=	15 g de beurre 30 g de beurre allégé 30 g de crème fraîche 60 g de crème allégée 1 grosse cuillère à soupe de mayonnaise

FRUITS

	Calories	Glucides	Protides	Lipides
Abricot (100 g)	41	8,5	0,3	0,1
Abricots au sirop (100 g)	63	16,1	0,4	0,1
Ananas (100 g)	51	12	0,5	0,2
Ananas au sirop (100 g)	64	16,5	0,5	0
Banane (100 g)	95	23,5	1,2	0,3
Cassis (100 g)	58	12	0,9	0
Cerise (100 g)	55	12	1	0,5
Cerise confite (100 g)	251	66,4	0,4	0
Citron (100 g)	49	8	1	0,3
Clémentine (100 g)	37	8,7	0,9	0,1
Compote de fruits (100 g)	33	8,1	0,3	0,1
Datte fraîche (100 g)	107	26,9	1,3	0,1
Figue fraîche (100 g)	87	18	1	0,1
Fraise (100 g)	35	7	0,7	0,6
Framboise (100 g)	45	8	1	0,6
Fruit de la passion (100 g)	56	8,5	2,6	1,4
Goyave (100 g)	56	5	0,8	0,5
Groseille (100 g)	33	3	1,1	0,4
Kaki (100 g)	64	15	0,5	0,1
Kiwi (100 g)	54	12	1	0,5
Lychee (100 g)	66	15	0,7	0,1
Mandarine (100 g)	35	8	0,9	0,1
Mangue (100 g)	57	14,1	0,7	0,2
Melon (100 g)	28	5,6	0,5	0,1
Mirabelle (100 g)	58	13	0,8	0
Mûre (100 g)	62	15,3	0,8	0
Myrtille (100 g)	57	2,4	0,6	0,5
Nectarine (100 g)	40	9	1,4	0,1
Orange (100 g)	40	8,5	1,1	0,1

	CALORIES	GLUCIDES	PROTIDES	LIPIDES
Pamplemousse (100 g)	40	4,6	0,5	0,1
Papaye (100 g)	36	8,8	0,5	0,1
Pastèque (100 g)	31	7,1	0,5	0,3
Pêche (100 g)	43	7,6	1	0
Poire (100 g)	50	10	0,3	0,1
Poires au sirop (100 g)	68	16,5	0,2	0,1
Pomme (100 g)	45	8,9	0,3	0,1
Prune (100 g)	44	8,3	0,5	0,1
Raisin (100 g)	70	15,4	0,4	0,1

FRUITS SECS

	CALORIES	GLUCIDES	PROTIDES	LIPIDES
Abricots secs (100 g)	294	67,9	5	0,2
Amandes (100 g)	623	17	20	50
Amandes en poudre (100 g)	634	17	20	54
Bananes séchées (100 g)	295	66	4,2	1,3
Cacahuètes (100 g)	563	26	23	40
Cacahuètes grillées (100 g)	600	24	27	44
Châtaignes (100 g)	170	36,6	2	2,7
Dattes sèches (100 g)	307	73	2,3	0,6
Figues sèches (100 g)	277	63	4,3	1,5
Noisettes (100 g)	650	15	14	65
Noix (100 g)	660	14	15	60
Noix de cajou (salées, grillées) (100 g)	611	18,8	20,5	50,9
Noix de coco fraîche (100 g)	463	10	4	35
Noix de pécan (100 g)	698	5,8	9,2	70,1
Olives noires (100 g)	293	4	2	30
Olives vertes (100 g)	113	0	1,3	12,5
Olives farcies (100 g)	126	0,2	1,8	13,1
Pignons (100 g)	670	20	12	60

	Calories	Glucides	Protides	Lipides
Pistaches (100 g)	630	20	21	50
Pruneaus secs (100 g)				
Raisins secs (100 g)	288	68,3	2,5	0,4
Sésame (graines de)	320	70,4	3	1,4
(100 g)	579	0,9	18,2	58
Tournesol (graines de)	581	18,6	19,8	47,5
(100 g)				

DESSERTS ET SUCRERIES

	Calories	Glucides	Protides	Lipides
Bonbon (10 g)	20	5	0	0
CHOCOLAT				
Chocolat au lait (100 g)	529	59,4	6,4	30,3
Chocolat blanc (100 g)	529	58,3	8	30,9
Chocolat noir (100 g)	525	64,8	4,7	25,2
Crème au chocolat (100 g)	155	22,6	4	4,7
Diplomate au chocolat (100 g)	282	25,1	4,7	18,2
Mousse au chocolat (100 g)	235	26	6	6,7
Pâte au chocolat et noisette (100 g)	549	60,5	0	33
Profiteroles au chocolat (100 g)	224	25	5	12
Truffes au chocolat (100 g)	555	36,6	3	47
Confiture aux fruits (100 g)	261	69	0,6	0,2
Confiseries (100 g)	380	99	6	0
Compote de fruits (100 g)	33	8,1	0,3	0,1
Compote de fruits sucrée (100 g)	88	21	0,3	0,1

	CALORIES	GLUCIDES	PROTIDES	LIPIDES
CRÈMES				
Crème anglaise (100 g)	130	18	9	2,5
Crème au caramel (100 g)	109	2,6	3	2,2
Crème au riz (100 g)	91	15,2	3,4	1,8
Fruits confits (100 g)	381	95	1	0
Glace (100 ml)	164	24	4	7
Marmelade (100 g)	271	69,5	0,1	0
Marron glacé (100 g)	305	72,5	2	1
MERINGUE				
Meringue (100 g)	379	95,47	5,3	0
1 meringue (10 g)	38	9,5	0,5	0
1 meringue à la crème (30 g)	105	11,5	1,0	6,7
Miel (100 g)	281	76,4	0,40	0
Mousse aux fruits (100 g)	137	18	4,5	5,7
Pâte d'amandes (100 g)	311	77,5	0,4	0,1
Pâte de fruits (100 g)	331	82,5	0	0
Sorbet aux fruits (100 g)	90	22	0,1	0,1
SUCRE				
Sucre blanc (100 g)	395	100	0	0
Sucre roux (100 g)	385	100	0	0

PROPORTIONS...

1 chocolat fourré de 10 g = 60 cal environ

1 barre de chocolat au lait = 120 cal environ

JUS DE FRUITS ET BOISSONS SUCRÉES

	CALORIES	GLUCIDES	PROTIDES	LIPIDES
Abricot (jus de...) (100 ml)	34	8,4	0,5	0
Ananas (jus de...) (100 ml)	47	12,2	0,3	0
Cassis (jus de...) (100 ml)	31	7,6	0,8	0
Citron frais (jus de...) (100 ml)	27	9	0	0
Coca Cola (33 cl)	138	35	0	0
Coca light (33 cl)	0,3	0,1	0	0
Limonade (100 ml)	48	12	0	0
Orange (jus de...) (100 ml)	46	10	0,8	0
Pamplemousse (jus de...) (100 ml)	30	7,3	0,6	0
Pêche (jus de...) (100 ml)	39	9,7	0,6	0
Poire (jus de...) (100 ml)	33	8,5	0,3	0
Soda (100 ml)	45	11	0	0
Tomate (jus de...) (100 ml)	21	4	0,8	0

BOISSONS NON CALORIQUES

	CALORIES	GLUCIDES	PROTIDES	LIPIDES
Café (100 ml)	2	0	0	0
Eau de source (100 ml)	0	0	0	0
Thé (100 ml)	1	0	0	0
Tisane (100 ml)	0	0	0	0

BOISSONS ALCOOLISÉES

	Calories	Glucides	Protides	Lipides
BIÈRE				
Bière (33 cl)	104	8,4	0	0
Bière export (33 cl)	150	8,4	0	0
Bourbon (4 cl)	95	0	0	0
CHAMPAGNE				
Brut (1 flûte)	80	1	0	0
Demi-sec (1 flûte)	90	1,2	0	0
Doux (1 flûte)	110	2	0	0
CIDRE				
Cidre brut (15 cl)	64	4	0	0
Cidre doux (15 cl)	84	8	0	0
DIGESTIF				
Armagnac (4 cl)	90	0	0	0
Calvados (4 cl)	100	0	0	0
Cognac (4 cl)	90	0	0	0
Eau-de-vie (4 cl)	110	15	0	0
Liqueur (4 cl)	135	1,4	0	0
Gin (4 cl)	90	0	0	0
Mousseux (10 cl)	75	2,5	0,2	0
Pastis (4 cl)	34	8,4	0,5	0
Porto (100 ml)	145	10	0	0
Rhum (100 ml)	260	30	0,5	0
Spiritueux (4 cl)	110	0	0	0

	Calories	Glucides	Protides	Lipides
VIN				
Vin blanc 10 ° (15 cl)	104	6	0	0
Vin rouge 12 ° (15 cl)	104	0	0	0
Vin rosé 10 ° (15 cl)	94	0	0	0
Vodka (4 cl)	100	0	0	0
Whisky (100 ml)	90	0	0	0

PROPORTIONS...

1 verre de vin de 15 cl = 100 cal environ

1 verre d'apéritif de 4 cl = 110 cal environ

1 litre d'eau = 0 cal

RÉPERTOIRE CALORIQUE DES ALIMENTS DE A à Z

Pour 100 g ou 100 ml,
l'équivalent en calories

A

Abats (100 g)	
– *Cervelle* : agneau, veau	140 calories
– *Foie* : veau, volaille	140 calories
– *Rognons* : porc, veau	100 calories
– *Ris de veau*	120 calories
Abricot (100 g)	41 calories
Abricot (1 fruit)	12,5 calories
Abricot (jus de...) (100 ml)	34 calories
Abricots au sirop (100 g)	63 calories
Abricots secs (100 g)	294 calories
Agneau (100 g)	
– *Côtelette*	210 calories
– *Gigot*	220 calories
Ail (100 g)	130 calories
Ail 1 gousse (5 g)	6,5 calories
Aile de poulet rôti (190 g)	145 calories
Aloyau (100 g)	170 calories
Amande (100 g)	623 calories
Amande en poudre (100 g)	634 calories
Ananas (100 g)	51 calories
Ananas (jus de...) (100 ml)	47 calories
Ananas au sirop (100 g)	64 calories
Anchois en boîte (100 g)	280 calories
Anchois frais (100 g)	160 calories
Andouillette (100 g)	234 calories
Anguille (100 g)	250 calories
Apéritif (100 g)	
– *Kir* (1 verre)	70 calories
– *Porto* (1 verre)	70 calories
– *Vin blanc* (1 verre)	30 calories

– *Whisky* (1 verre)	100 calories
Araignée (100 g)	140 calories
Armagnac (4 cl)	90 calories
Artichaut (100 g)	50 calories
Asperge (100 g)	25 calories
Aubergine (100 g)	30 calories
Avocat (100 g)	190 calories
Avoine (flocons d') (100 g)	367 calories

B

Bacon grillé (100 g)	228 calories
Banane (100 g)	95 calories
Banane séchée (100 g)	295 calories
Bar (100 g)	90 calories
Basses-côtes (100 g)	259 calories
Batavia (100 g)	16 calories
Bâtonnets de poisson (100 g)	233 calories
Bavette (100 g)	152 calories
Beignets (100 g)	
– *Aubergine* (1 beignet)	200 calories
– *Courgette* (1 beignet)	200 calories
– *Pomme* (1 beignet)	300 calories
Bette (100 g)	33 calories
Betterave rouge (100 g)	36 calories
Beurre (100 g)	737 calories
Beurre allégé (100 g)	410 calories
Bière (33 cl)	104 calories
Bière export (33 cl)	150 calories
Bifteck grillé (100 g)	148 calories
Big Mac (100 g)	242 calories

Bigorneaux (100 g)	100 calories
Biscotte (100 g)	373 calories
Biscotte (1 biscotte)	50 calories
Biscuit sec (1 biscuit)	120 calories
Blanc d'1 œuf (35 g)	18 calories
Blancs d'œufs (100 g)	45 calories
Blanc de poulet (100 g)	105 calories
Blanquette (100 g)	140 calories
Blanquette de veau	115 calories
Blé soufflé (100 g)	367 calories
Blette, *voir* Bette	
Bleu – fromage (100 g)	410 calories
Bonbon (10 g)	20 calories
Boudin blanc (100 g)	179 calories
Boudin noir (100 g)	349 calories
Bouillabaisse (1 assiette)	250 calories
Bourbon (4 cl)	95 calories
Bourguignon (100 g)	240 calories
Boursin – fromage (100 g)	414 calories
Brandade (100 g)	172 calories
Brie – fromage (100 g)	319 calories
Brioche (100 g)	386 calories
Brochet (100 g)	87 calories
Brocoli frais (100 g)	33 calories
Brownies (100 g)	452 calories
Brugnon (1 brugnon)	20 calories
Brut – champagne (1 flûte)	80 calories

C

Cabillaud (100 g)	96 calories
Cacahuètes (100 g)	563 calories
Cacahuètes grillées (100 g)	600 calories
Cacao (20 g = 2 cuillères à café)	100 calories
Café (100 ml)	2 calories
Caille (100 g)	116 calories
Caille (1 caille de 150 g)	174 calories
Calmar (100 g)	90 calories
Calvados – alcool (4 cl)	100 calories
Camembert – fromage 40 % Mat. Gr. (100 g)	297 calories
Canard rôti (100 g)	189 calories
Cannelloni (100 g)	137 calories
Cantal – fromage (100 g)	388 calories
Carotte (100 g)	135 calories
Carpaccio de bœuf (100 g)	325 calories
Carpe (100 g)	100 calories
Carré de veau (100 g)	180 calories
Carré de porc (100 g)	210 calories
Cassis (100 g)	58 calories
Cassis (jus de...) (100 ml)	31 calories
Cassoulet (100 g)	260 calories
Caviar (100 g)	250 calories
Caviar d'aubergine (100 g)	199 calories
Céleri (100 g)	20 calories
Céleri rémoulade (100 g)	116 calories
Céleri-rave (100 g)	44 calories
Cèpe (100 g)	28 calories
Cerise (100 g)	55 calories

Cerise confite (100 g)	251 calories
Cervelle (100 g)	140 calories
– *d'agneau*	140 calories
– *de bœuf*	130 calories
– *de mouton*	122 calories
– *de porc*	127 calories
– *de veau*	120 calories
Champignon (100 g)	30 calories
Chapon (100 g)	230 calories
Châtaigne (100 g)	170 calories
Cheese burger (100 g)	261 calories
Cheval (100 g)	100 calories
Chèvre pâte molle – fromage (100 g)	208 calories
Chèvrc scc – fromage (100 g)	460 calories
Chevreuil (100 g)	120 calories
Chicorée (100 g)	16 calories
Chili con carne (100 g)	165 calories
Chipolata (100 g)	328 calories
Chips (100 g)	514 calories
Chocolat au lait (100 g)	529 calories
Chocolat blanc (100 g)	529 calories
Chocolat noir (100 g)	525 calories
Chorizo (100 g)	500 calories
Chou (100 g)	28 calories
Choucroute (100 g)	27 calories
Choucroute en conserve (100 g)	137 calories
Chou de Bruxelles (100 g)	55 calories
Chou-fleur (100 g)	34 calories
Chou navet (100 g)	34 calories
Chou rouge (100 g)	38 calories
Cidre brut (15 cl)	64 calories
Cidre doux (15 cl)	84 calories

Citron (100 g)	49 calories
Citron frais (jus de...) (100 ml)	27 calories
Citron (jus de...) (1 verre de 12 cl)	25 calories
Citrouille (100 g)	30 calories
Civet de lièvre (100 g)	192 calories
Clafoutis (100 g)	200 calories
Clémentine (100 g)	37 calories
Coca Cola (33 cl)	138 calories
Coca light (33 cl)	0,3 calories
Cocktail alcoolisé (1 verre)	500 calories
Cœur (100 g)	
– *Bœuf*	150 calories
– *Mouton*	150 calories
– *Veau*	150 calories
Cœurs d'artichauts en conserve (100 g)	33 calories
Cognac (4 cl)	90 calories
Colin en bâtonnets panés (100 g)	180 calories
Colin en filet (100 g)	96 calories
Collier / navarin (100 g)	250 calories
Compote de fruits (100 g)	33 calories
Compote de fruits sucrée (100 g)	88 calories
Comté (100 g)	398 calories
Concombre (100 g)	10 calories
Confiseries (100 g)	380 calories
Confit de foie de porc (100 g)	323 calories
Confiture aux fruits (100 g)	261 calories
Cookies (100 g)	535 calories
Coq au vin (100 g)	200 calories
Coque (100 g)	48 calories
Coquille Saint-Jacques (100 g)	75 calories
Cornflakes (1 bol de 30 g)	150 calories
Cornichon (100 g)	14 calories

Côte (100 g)	
– *bœuf*	260 calories
– *mouton*	229 calories
– *porc*	260 calories
– *veau*	180 calories
Côtelette d'agneau (100 g)	210 calories
Côte première (100 g)	249 calories
Coulommiers – fromage (100 g)	278 calories
Courgette (100 g)	14 calories
Courgette farcie (1 courgette)	100 calories
Couscous merguez (100 g)	154 calories
Crabe (100 g)	85 calories
Crabe en bâtonnets (100 g)	113 calories
Crème anglaise (100 g)	125 calories
Crème au caramel (100 g)	109 calories
Crème au chocolat (100 g)	155 calories
Crème au riz (100 g)	91 calories
Crème de lait pasteurisé (100 ml)	316 calories
Crème fraîche (100 ml)	300 calories
Crème fraîche allégée (100 ml)	165 calories
Crêpe (100 g)	199 calories
Cresson (100 g)	21 calories
Crevettes (100 g)	107 calories
Croissant (100 g)	380 calories
Croissant (1)	150 calories
Croque-monsieur (100 g)	297 calories
Crottin (100 g)	368 calories
Cuisse de poulet rôti (190 g)	175 calories

D

Datte fraîche (100 g)	107 calories
Datte sèche (100 g)	307 calories
Daurade (100 g)	77 calories
Dinde (100 g)	200 calories
Demi-sec (1 flûte)	90 calories
Diplomate au chocolat (100 g)	282 calories
Diplomate aux fruits (100 g)	182 calories
Doux (1 flûte)	110 calories

E

Eau de source (100 ml)	0 calorie
Eau-de-vie (4 cl)	110 calories
Échalotes (100 g)	75 calories
Échine de porc (100 g)	283 calories
Éclair (100 g)	240 calories
Écrevisses (100 g)	71 calories
Édam (100 g)	328 calories
Églefin (100 g)	71 calories
Emmental (100 g)	415 calories
Endive (100 g)	20 calories
Entrecôte grillée (100 g)	203 calories
Épaule de *porc*	213 calories
Épaule de *veau*	180 calories
Épaule rôtie d'agneau (100 g)	194 calories
Épaule rôtie de mouton (100 g)	284 calories
Épinards (100 g)	25 calories
Escalope de dinde (100 g)	128 calories

Escalope de veau (100 g)	180 calories
Escalope de veau panée (100 g)	250 calories

F

Faisan rôti (100 g)	213 calories
Farine blanche (100 g)	346 calories
Farine (1 cuillerée à café, 5 g)	17 calories
Faux-filet de bœuf (100 g)	168 calories
Fenouil (100 g)	20 calories
Feta (100 g)	350 calories
Fèves fraîches (100 g)	117 calories
Fèves sèches (100 g)	343 calories
Figue fraîche (100 g)	87 calories
Figue sèche (100 g)	277 calories
Filet (100 g)	
– Bœuf	185 calories
– Morue	96 calories
– Mouton	229 calories
– Veau	115 calories
– grillé	219 calories
– mignon	118 calories
Flageolets (100 g)	120 calories
Flétan (100 g)	120 calories
Foie (100 g)	
– Agneau	145 calories
– Bœuf	138 calories
– Lapin	125 calories
– Mouton	135 calories
– Veau	138 calories
– Gras	450 calories

– Gras de canard	470 calories
– De volaille (100 g)	135 calories
Fonds d'artichauts	
en conserve (100 g)	37 calories
Fraise (100 g)	35 calories
Framboise (100 g)	45 calories
Frites (100 g)	364 calories
Fritures (100 g)	525 calories
Fromage blanc (100 g)	
– 0 % Mat. Gr.	46 calories
– 20 % Mat. Gr.	78 calories
– 40 % Mat. Gr.	116 calories
Fromage de Hollande (100 g)	250 calories
Fruit de la passion (100 g)	56 calories
Fruits confits (100 g)	38 calories

G

Galette des rois (100 g)	498 calories
Gambas (100 g)	98 calories
Gâteaux secs (2 biscuits 60 g)	270 calories
Gaufre (100 g)	289 calories
Gélatine (100 g)	338 calories
Gigot (100 g)	228 calories
Gin (4 cl)	90 calories
Gingembre (100 g)	60 calories
Girolles (100 g)	28 calories
Gîte de bœuf (100 g)	214 calories
Glace (100 ml)	164 calories
Gnocchis (100 g)	131 calories
Gorgonzola – fromage (100 g)	401 calories

Gouda (100 g)	375 calories
Goyave (100 g)	56 calories
Gratin dauphinois (100 g)	143 calories
Grenadin de veau (100 g)	177 calories
Grillade de porc (100 g)	214 calories
Groseille (100 g)	33 calories
Gruyère – fromage (100 g)	393 calories
Guacamole	208 calories

H – I

Hachis Parmentier (100 g)	146 calories
Haddock (100 g)	101 calories
Hareng frit (100 g)	234 calories
Hareng fumé (100 g)	205 calories
Haricots blancs (100 g)	120 calories
Haricots rouges (100 g)	115 calories
Haricots secs (100 g)	330 calories
Haricots verts (100 g)	40 calories
Homard (100 g)	85 calories
Huile d'arachide (100 ml)	899 calories
Huile d'olive (100 ml)	899 calories
Huile de coco (100 ml)	899 calories
Huile de foie de morue (100 g)	900 calories
Huile de maïs (100 ml)	899 calories
Huile de sésame (100 ml)	881 calories
Huile de soja (100 ml)	899 calories
Huile de tournesol (100 ml)	899 calories
Huître (100 g)	80 calories
Irish Stew (100 g)	123 calories

J – K

Jambon blanc (100 g)	133 calories
Jambon cru (100 g)	230 calories
Jambonneau cuit (100 g)	147 calories
Jarret de bœuf (100 g)	244 calories
Jarret de veau (100 g)	184 calories
Jaune d'1 œuf (20 g)	61 calories
Jaunes d'œufs (100 g)	350 calories
Kaki (100 g)	64 calories
Ketchup (100 g)	98 calories
Kiwi (100 g)	54 calories

L

Lait (100 ml)	
– condensé sucré (100 ml)	320 calories
– soja (100 ml)	32 calories
– demi écrémé (100 ml)	44 calories
– écrémé (100 ml)	32 calories
– entier (100 ml)	61 calories
Laitue (100 g)	17 calories
Langouste (100 g)	91 calories
Langoustine (100 g)	91 calories
Langue (100 g)	
– agneau (100 g)	193 calories
– bœuf (100 g)	194 calories
– mouton (100 g)	251 calories
– porc (100 g)	204 calories
– veau (100 g)	134 calories

Lapin (100 g)	150 calories
Lard (100 g)	691 calories
Lardons (100 g)	284 calories
Lasagne (100 g)	162 calories
Lentilles sèches (100 g)	336 calories
Lentilles au petit salé (1 assiette)	600 calories
Lieu noir (100 g)	100 calories
Lièvre (100 g)	100 calories
Limande (100 g)	78 calories
Limonade (100 ml)	48 calories
Liqueur (4 cl)	135 calories
Lotte (100 g)	77 calories
Lychee (100 g)	66 calories

M

Macaronis cuits (100 g)	116 calories
Macaronis fromage et jambon (100 g)	178 calories
Mâche (100 g)	36 calories
Magret de canard (100 g)	175 calories
Maïs (pétales de) (100 g)	357 calories
Maïs doux en épi (100 g)	115 calories
Maïs en boîte (100 g)	120 calories
Maïzena (1 cuillerée à café, 3 g)	10 calories
Mandarine (100 g)	35 calories
Mangue (100 g)	57 calories
Manioc (fécule) (100 g)	383 calories
Maquereau au vin de blanc (100 g)	205 calories
Maquereau frais (100 g)	128 calories

Maquereau frit (100 g)	188 calories
Margarine (100 g)	739 calories
Marmelade (100 g)	271 calories
Marron glacé (100 g)	305 calories
Mayonnaise (100 g)	691 calories
Mayonnaise allégée (100 g)	391 calories
Méchoui (100 g)	404 calories
Melon (100 g)	28 calories
Merguez (100 g)	300 calories
Meringue (100 g)	379 calories
Meringue 1 (10 g)	38 calories
Meringue à la crème 1 (30 g)	105 calories
Merlan (100 g)	69 calories
Merlu (100 g)	96 calories
Mérou (100 g)	225 calories
Miel (100 g)	281 calories
Milk-shake (100 ml)	99 calories
Minestrone (100 g)	34 calories
Mirabelle (100 g)	58 calories
Morue fraîche (100 g)	120 calories
Morue séchée et salée (100 g)	260 calories
Moules (100 g)	77 calories
Moules farcies (1 assiette de 15 moules)	300 calories
Moussaka (100 g)	184 calories
Mousse au chocolat (100 g)	235 calories
Mousse aux fruits (100 g)	137 calories
Mousse de canard (100 g)	390 calories
Mousseux (10 cl)	75 calories
Moutarde (100 g)	109 calories
Mouton (100 g)	
– *Côtelette* (100 g)	225 calories
– *Épaule* (100 g)	290 calories

– *Gigot* (100 g)	230 calories
Mozzarella – fromage (100 g)	256 calories
Mulet (100 g)	160 calories
Mûres (100 g)	62 calories
Museau de bœuf (100 g)	200 calories
Museau de porc (100 g)	200 calories
Myrtilles (100 g)	57 calories

N

Navet (100 g)	33 calories
Nectarine (100 g)	40 calories
Noisettes (100 g)	650 calories
Noix (100 g)	660 calories
Noix de cajou (salées, grillées) (100 g)	611 calories
Noix de coco fraîche (100 g)	463 calories
Noix de pécan (100 g)	698 calories
Noix de veau (100 g)	180 calories

O

Œuf de cane (100 g)	190 calories
Œuf dur (100 g)	147 calories
Œuf entier	105 calories
Œuf entier (60 g)	90 calories
Œuf frit à l'huile (1 œuf de 60 g)	107 calories
Œufs frits à l'huile (100 g)	179 calories
Œuf poché (1 œuf de 60 g)	88 calories

Œufs pochés (100 g)	147 calories
Œufs brouillés au lait (100 g)	247 calories
Œufs de saumon (100 g)	252 calories
Oie rôtie (100 g)	319 calories
Oignon (100 g)	46 calories
Olives farcies (100 g)	126 calories
Olives noires (100 g)	293 calories
Olives vertes (100 g)	113 calories
Omelette au fromage (100 g)	266 calories
Omelette au fromage (2 œufs)	479 calories
Omelette au jambon (100 g)	196 calories
Omelette au jambon (2 œufs)	237 calories
Omelette nature (100 g)	190 calories
Omelette nature (2 œufs)	229 calories
Onglet de bœuf (100 g)	156 calories
Orange (jus de...) (100 ml)	46 calories
Orange (100 g)	40 calories
Osso buco (jarret) (100 g)	184 calories

P

Paella (100 g)	166 calories
Paella (1 assiette)	800 calories
Pain au chocolat (100 g)	405 calories
Pain au lait (100 g)	268 calories
Pain aux raisins (100 g)	289 calories
Pain blanc (100 g)	235 calories
Pain complet (100 g)	228 calories
Pain d'épice (100 g)	350 calories
Pain de mie (100 g)	278 calories
Pain de seigle (100 g)	219 calories

Pain de son (100 g)	238 calories
Paleron (100 g)	185 calories
Palette (100 g)	210 calories
Palourdes (100 g)	168 calories
Pamplemousse (100 g)	40 calories
Pamplemousse (jus de...) (100 ml)	30 calories
Pancakes (100 g)	301 calories
Papaye (100 g)	36 calories
Parmesan – fromage (100 g)	452 calories
Pastèque (100 g)	31 calories
Pastis (4 cl)	34 calories
Pâte au chocolat et noisette (100 g)	549 calories
Pâte brisée cuite (100 g)	529 calories
Pâte d'amande (100 g)	311 calories
Pâté de campagne (100 g)	342 calories
Pâté de foie (100 g)	358 calories
Pâtes de fruits (100 g)	331 calories
Pâtes feuilletée cuite (100 g)	569 calories
Pâtes aux œufs crues (100 g)	377 calories
Pâtes aux œufs cuites (100 g)	125 calories
Pâtes crues (100 g)	357 calories
Pâtes cuites (100 g)	115 calories
Pâtisserie (1 gâteau)	300/500 calories
Paupiette de veau (100 g)	335 calories
Pêche (100 g)	43 calories
Pêche (jus de...) (100 ml)	39 calories
Perdreau rôti (100 g)	115 calories
Perdrix (100 g)	115 calories
Persil frais (100 g)	51 calories
Petit-Suisse 40 % Mat. Gr. (100 g)	176 calories
Petits beurres (100 g)	438 calories
Petits pois (100 g)	92 calories
Pied de porc (100 g)	345 calories

Pied de veau (100 g)	350 calories
Pigeon rôti (100 g)	130 calories
Pignons (100 g)	670 calories
Piment doux (100 g)	32 calories
Pintade (100 g)	150 calories
Pistaches (100 g)	630 calories
Pizza aux trois fromages (100 g)	231 calories
Pizza jambon, fromage, olive (100 g)	196 calories
Pizza entière	1 000/1 500 calories
Poire (100 g)	50 calories
Poires au sirop (100 g)	68 calories
Poire (jus de...) (100 ml)	33 calories
Poireau (100 g)	42 calories
Pois cassés (100 g)	350 calories
Pois chiches (100 g)	360 calories
Poitrine de porc (100 g)	300 calories
Poivron doux (100 g)	22 calories
Pomme (100 g)	45 calories
Pomme (compote de) (1 bol)	100 calories
Pomme (jus de...) (1 verre de 12 cl)	40 calories
Pommes de terre (100 g)	90 calories
Pommes de terre rôties (100 g)	149 calories
Pommes de terre frites (100 g)	400 calories
Pont-l'Évêque – fromage (100 g)	306 calories
Porc (100 g)	
– *Côtelette sans os*	300 calories
– *Rôti*	290 calories
– *Travers*	280 calories
Sardines en boîte (100 g)	217 calories
Sauce (100 ml)	
– barbecue (100 ml)	71 calories

– béarnaise (100 ml)	556 calories
– blanche (100 ml)	144 calories
– tomate (100 ml)	76 calories
– vinaigrette (100 ml)	656 calories
– vinaigrette allégée (100 ml)	326 calories
Saucisse de Francfort (100 g)	310 calories
Saucisse de Strasbourg (100 g)	310 calories
Saucisse de Toulouse (100 g)	328 calories
Saucisson sec/rosette de Lyon (100 g)	400 calories
Saumon cru (100 g)	182 calories
Saumon de fontaine (100 g)	172 calories
Saumon fumé (100 g)	252 calories
Scarole (100 g)	37 calories
Seiche (100 g)	78 calories
Selle rôtie (100 g)	233 calories
Semoule (100 g)	339 calories
Sésame (graines de) (100 g)	579 calories
Soda (100 ml)	45 calories
Soja (germes de) (100 g)	18 calories
Sole (100 g)	78 calories
Sorbet aux fruits (100 g)	90 calories
Soufflé au fromage (100 g)	251 calories
Soupe à la tomate (100 g)	62 calories
Soupe aux champignons (100 g)	53 calories
Soupe aux légumes (100 g)	34 calories
Spaghettis (100 g)	110 calories
Spiritueux (4 cl)	110 calories
Steak de cheval (100 g)	110 calories
Steak haché 20 % Mat. Gr. (100 g)	251 calories
Steak haché 5 % Mat. Gr. (100 g)	129 calories

Sucre blanc (100 g)	395 calories
Sucre roux (100 g)	385 calories

T

T-bone (100 g)	192 calories
Taboulé à la semoule (100 g)	146 calories
Tapioca cuit (100 g)	219 calories
Tarama (100 g)	446 calories
Tarte aux fruits (100 g)	288 calories
Tendron de bœuf (100 g)	243 calories
Tendron de veau (100 g)	243 calories
Terrine de poissons (100 g)	302 calories
Tête de porc (100 g)	204 calories
Tête de veau (100 g)	211 calories
Thé (100 ml)	1 calorie
Thon en boîte (100 g)	289 calories
Thon frais (100 g)	229 calories
Tisane (100 ml)	0 calorie
Tomate (jus de…) (100 ml)	21 calories
Tomates (100 g)	22 calories
Tomates farcies (100 g)	189 calories
Tomme – fromage (100 g)	324 calories
Tortilla (100 g)	459 calories
Tournedos (100 g)	185 calories
Tournesol (graines de) (100 g)	581 calories
Travers de porc (100 g)	284 calories
Tripes de bœuf (100 g)	110 calories
Truffes au chocolat (100 g)	555 calories
Truite (100 g)	115 calories
Turbot (100 g)	118 calories

Porto (100 ml)	335 calories
Port-Salut – fromage (100 g)	145 calories
Potage de légumes (1 assiette)	200 calories
Pot-au-feu (100 g)	134 calories
Potiron (100 g)	33 calories
Praire (100 g)	47 calories
Profiteroles au chocolat (100 g)	224 calories
Prune (100 g)	44 calories
Pruneaus secs (100 g)	288 calories
Purée au lait entier (100 g)	86 calories

Q

Quasi de veau (100 g)	180 calories
Queue de bœuf (100 g)	200 calories
Quiche au fromage (100 g)	314 calories
Quiche au fromage et jambon (100 g)	308 calories
Quiche aux œufs et au fromage (100 g)	314 calories

R

Raclette (100 g)	356 calories
Radis rose (100 g)	22 calories
Raie (100 g)	99 calories
Raisin (100 g)	70 calories
Raisins secs (100 g)	320 calories
Ratatouille de légumes (100 g)	48 calories

Ravioli sauce tomate (100 g)	108 calories
Rhubarbe (100 g)	16 calories
Rhum (100 ml)	260 calories
Rillettes d'oie (100 g)	464 calories
Rillettes de porc (100 g)	440 calories
Rillettes de saumon (100 g)	352 calories
Ris de veau (100 g)	120 calories
Risotto (100 g)	124 calories
Riz au lait (100 g)	137 calories
Riz blanc cuit (100 g)	127 calories
Riz complet cuit (100 g)	127 calories
Riz soufflé (100 g)	397 calories
Rognons (100 g)	
– agneau (100 g)	105 calories
– bœuf (100 g)	128 calories
– mouton (100 g)	110 calories
– porc (100 g)	98 calories
– veau (100 g)	108 calories
Roquefort – fromage (100 g)	404 calories
Rosbif en rôti (100 g)	148 calories
Rôti de bœuf (100 g)	148 calories
Rôti de dindonneau (100 g)	128 calories
Rôti de porc (dégraissé) (100 g)	208 calories
Rôti de veau (100 g)	178 calories
Rouget (100 g)	131 calories
Roussette frite (100 g)	265 calories
Rouy – fromage (100 g)	334 calories
Rumsteck grillé (100 g)	174 calories

S

Saindoux (100 g)	900 calories
Saint-Nectaire – fromage (100 g)	344 calories
Salade verte (100 g)	20 calories
Salami (100 g)	491 calories
Salé (petit) (100 g)	330 calories
Salsifis (100 g)	78 calories
Sanglier (100 g)	105 calories
Sardine fraîche (100 g)	134 calories

V – W – Y

Veau (100 g)	
– *Escalope* (1)	150 calories
– *Rôti* (2 tranches)	240 calories
– *Blanquette* (100 g)	130 calories
Végétaline (100 g)	899 calories
Vin blanc 10 ° (15 cl)	104 calories
Vin rosé 10 ° (15 cl)	94 calories
Vin rouge 12 ° (15 cl)	104 calories
Vinaigre (100 ml)	4 calories
Vinaigrette (2 cuillères à café)	100 calories
Vodka (4 cl)	100 calories
Whisky (100 ml)	90 calories
Yaourt aux fruits (100 g)	111 calories
Yaourt nature au lait entier (100 g)	64 calories
Yaourt nature maigre (100 g)	37 calories

BILAN CALORIQUE & AGENDA MINCEUR

Vous avez calculé votre poids idéal et vos *besoins caloriques*. À partir du *Répertoire calorique des aliments*, vous pouvez calculer les calories contenues dans votre assiette et inscrire le résultat, tous les jours, dans les cases correspondantes de l'**Agenda-Minceur.** Rapidement, que vous agissiez seul (e) ou avec l'assistance d'un diététicien, vous saurez organiser votre régime alimentaire, et maîtriser par là même vos calories et votre poids.

L'**Agenda-Minceur** vous aidera à vous redécouvrir. Remplissez-le, faites vos bilans quotidiens et hebdomadaires. La perte ou le gain de poids sont affaire de patience et de persévérance. L'**Agenda-Minceur** vous est proposé pour trois semaines ; photocopiez les grilles vierges ou reproduisez-les si vous poursuivez votre régime au-delà.

Ces deux semaines, si vous respectez les règles que vous vous êtes imposées, vous suffiront pour retrouver ce poids idéal que vous avez perdu, ou que vous voulez gagner.

L'**Agenda-Minceur** aidera aussi votre médecin à faire votre bilan calorique, si votre régime fait l'objet d'un suivi médical.

Exemple n° 1 : ADOLESCENTE

Ci-dessous, la journée alimentaire d'une lycéenne. Les équivalences caloriques, après consultation du Répertoire calorique, *ont été reportées dans la colonne correspondante de la page de gauche.*

PETIT-DÉJEUNER : 1 bol de céréales avec un verre de lait écrémé (150 cal) + 1 croissant (150 cal.)

DÉJEUNER : 1 pizza jambon (1 500 cal) + 1 coca-cola (140 cal) + 1 pâtisserie (religieuse avec de la crème : 500 cal)

COLLATION DE 16 heures : 1 grand verre de jus d'orange (80 cal)

DÎNER : 1 morceau de poulet (140 cal) + 1 assiette de riz blanc (200 cal) + 1 crème au chocolat (350 cal)

*Le total est de **3 210 calories**, soit 1 400 calories de trop si elle veut suivre un régime à 1 800 calories. Elle peut donc supprimer les pâtisseries et le coca-cola (– 990 calories !) et remplacer la pizza jambon par une salade composée, ou du poisson.*

Exemple n° 2 : HOMME CORPULENT

Ci-dessous, la journée alimentaire d'un homme qui mange au restaurant, sucre son café « pousse » et sauce son assiette avec du pain. Son médecin traitant lui a suggéré de « réduire sa surcharge pondérale » et de faire un régime à 1 800 calories par jour. Les équivalences caloriques, après consultation du Répertoire calorique, *ont été reportées dans la colonne correspondante de la page de gauche.*

PETIT-DÉJEUNER : 1 bol de café noir sucré (20 cal) + 1 demi-baguette (200 cal) + beurre (150 cal)

DÉJEUNER : 1 salade verte (50 cal) + 1 steak (200 cal) + frites (400 cal) + 1 part de camembert (100 cal) + 1/2 l de vin (300 cal)

COLLATION DE 16 heures : 1 demi de bière (150 cal)

DÎNER : 1 côte de porc (300 cal) + 1 assiette de gratin dauphinois (200 cal) + 1 tarte aux pommes (250 cal) + 1/4 de vin

Au total ***2 740 calories*** *soit 940 calories à « économiser ». Il faut remplacer les frites par une salade, la tarte par un fruit et boire moins de vin !*

	Ado.	Homme
Café/Thé		20
Pain	150	200
Beurre		150
Fromage blanc	150	
Fruits		
Divers		
Collation de 10 heures		
Salade		50
Viande/Poisson/Œufs		200
Garniture	1 500	400
Fromage/Yaourt		100
Pain		150
Fruits		
Divers/Dessert	500	
Vin/Bière/Soda	140	300
Café/Thé		20
Collation de 16 heures	80	150
Salade		
Viande/Poisson/Œufs	140	300
Garniture	200	200
Fromage/Yaourt	350	
Pain		100
Fruits		
Divers/Dessert		250
Vin/Bière/Soda		150
Café/Thé/Tisane		
TOTAL QUOTIDIEN	3 210	2 740

REPAS À 1 600-1 700 CAL / 24 H

PETIT-DÉJEUNER
- Café / Thé sans sucre (ou avec édulcorant)
- lait écrémé : 1 bol
- Pain : 60 g [ou 4 biscottes] + 10 g de beurre (ou 2 noix de beurre à 41 % de Mat. Gr.).
- Fromage blanc à 0 % de Mat. Gr. sans sucre : 200 g ou 1 pot de yaourt nature

COLLATION DE 10 HEURES
- Thé ou café léger. Eau minérale

DÉJEUNER
- Crudités : 100 g + 1/2 cuillerée à soupe d'huile (olive, tournesol)
- Viande ou poisson maigre : 100 g (cuits sans graisse)
- Féculents cuits : 100 g + 5 g de beurre
- Légumes verts : 200 à 300 g
- Pain : 30 g
- Fromage à 45 % de Mat. Gr. : 30 g
- Salade verte (sans huile) : à volonté
- Fruits : 130 g
- Pain : 20 g
- Eau
- Café sans sucre (ou avec édulcorant)

COLLATION DE 16 HEURES
- Thé ou café léger. Eau minérale
- 100 g de fromage blanc 0 % de Mat. Gr. + 1 biscotte

DÎNER
- Crudités : 50 à 100 g + 1/2 cuillerée à soupe d'huile (olive, tournesol)
- Viande ou poisson maigre : 100 g (cuits sans graisse)
- Féculents cuits : 100 g + 5 g de beurre
- Légumes verts : 200 à 300 g
- Pain : 30 g
- Fromage à 45 % de Mat. Gr. : 30 g
- Salade verte (sans huile) : à volonté
- Fruits : 130 g
- Pain : 20 g
- Eau
- Café sans sucre (ou avec édulcorant)

COLLATION DE 16 HEURES
- Thé ou café léger. Eau minérale
- 100 g de fromage blanc 0 % de Mat. Gr. + 1 biscotte

COLLATION DE 22 HEURES
- Tisane

À partir de ces suggestions, variez vos menus : si vous prenez un verre de jus de fruit au petit-déjeuner, supprimez le fruit du déjeuner, ou du dîner... si vous mangez de la viande à midi, prenez du poisson le soir...
Veillez à ce que vos trois principaux repas quotidiens contiennent (aux doses suggérées dans le menu présenté) des membres des cinq grandes familles alimentaires :
- Laitages et dérivés

– Légumes et fruits
– Céréales, pommes de terre, légumes secs, féculents
– Matières grasses
– Viandes, poissons, œufs.

ÉQUIVALENCES

FÉCULENTS
100 calories =

– Pain : 40 g (1/6 baguette, ou 1/3 ficelle, ou 2/3 d'un petit pain)
– 3 biscottes
– 2 tranches de pain complet au son ou aux céréales
– 1 tranche et demi de pain grillé
– 2 petits pains grillés suédois
– 1 bol de céréales (corn flakes) sans ajout de sucre
– 2 pommes de terre
– 3,5 cuillerées à soupe de riz, pâtes ou semoule
– 3,5 cuillerées à soupe de lentilles, flageolets ou haricots blancs
– 3 cuillerées à soupe de maïs

LÉGUMES VERTS
70 calories = 200 à 300 g de légumes cuits =

- 1 gros artichaut
- 3 endives cuites
- 3 tomates cuites
- 1/4 assiette de petits pois
- 1/3 assiette de carottes cuites
- 1/3 assiette de jardinière de légumes
- 1/3 assiette de choux de Bruxelles
- 1/2 assiette de haricots verts
- 1/2 assiette de champignons
- 1/2 assiette de courgettes
- 1/2 assiette de chou-fleur
- 1/2 assiette de ratatouille
- 1/2 assiette de brocoli

VIANDES, ŒUFS ET POISSONS
150 calories = 100 g de viande =

- 1 petit bifteck
- 1 tranche épaisse de rosbif
- 1 escalope de veau ou de volaille
- 1 cuisse ou un blanc de volaille
- 1 pigeon
- 2 cailles
- 1 râble de lapin
- 1 filet de canard
- 1 tranche épaisse de rôti de porc
- 1 côte de porc
- 2 tranches (petites) de jambon de Paris
- 1 tranche de foie ou de cœur
- 1 cervelle

- 100 g de rognon
- 100 g de langue
- 2 œufs

150 calories = 150 à 200 g de poisson maigre =

- 1 truite
- 1 darne de cabillaud
- 2 filets de poisson surgelé
- 100 g de thon frais ou en conserve (au naturel)
- 100 g de maquereau frais
- 100 g d'anchois frais en conserve (au naturel)
- 1 darne de saumon frais
- 2 tranches de saumon fumé
- 5 sardines fraîches
- 1 douzaine d'huîtres
- 10 gambas
- 1 tourteau
- 1/2 langouste
- 6 langoustines
- 1 l de moules

PRODUITS LAITIERS
60 calories =

- 1 petit verre de lait
- 1 yaourt nature
- 3 cuillerées à soupe de fromage blanc à 0 % de matière grasse
- 30 g de fromage à 10 % de matière grasse
- 1/8 de camembert
- 1 mini Babybel

FRUITS
60 calories = 1 petit fruit =

- 1 petite pomme
- 1 petite orange
- 1 petite poire
- 1 brugnon
- 1 nectarine
- 1 pêche
- 1 figue fraîche
- 1 tranche de pastèque
- 1 papaye
- 1 gros kiwi
- 2 clémentines
- 2 citrons
- 3 abricots
- 3 quetsches
- 3 reines-claudes
- 3 cuillerées à soupe de salade de fruits non sucrée
- 6 cuillerées à soupe de framboises
- 7 cuillerées à soupe de groseilles
- 10 cerises
- 10 gros grains de raisin
- 1/6 d'ananas
- 1/4 de mangue
- 1/4 de melon
- 1/2 pamplemousse
- 1/2 banane
- 1 petit verre (150 ml) de jus de fruit non sucré

CORPS GRAS

75 calories = 10 g de beurre = 1 noisette de beurre =

– 2 noix de beurre allégé (40 % de matière grasse)
– 1 cuillerée à soupe (20 g) de crème fraîche
– 2 cuillerées à soupe (20 g) de crème fraîche allégée

45 calories = 1 cuillerée à café d'huile (5 g) =
– 1 noisette de margarine
– 1 cuillerée à soupe de vinaigrette
– 1 cuillerée à café de mayonnaise

90 calories = 3/4 cuillerée à soupe d'huile (10 g) =
– 1 noix de margarine
– 2 cuillerées à soupe de vinaigrette
– 1 cuillerée à soupe de mayonnaise

EN CAS DE FRINGALE...
– 1 ou 2 grands verres d'eau (plate ou gazeuse)
– 1 bol de bouillon de légumes
– 1 infusion
– 1 œuf dur, ou 1 tranche de jambon de Paris, ou un blanc de poulet
– Crudités « crues » : tomate, radis, concombre sans vinaigrette

BALANCE...

Pesez-vous toujours au même moment dans la journée et ne soyez pas catastrophé si la chute de poids n'est pas régulière. Jugez de votre amaigrissement sur un mois plutôt que sur une semaine.

AGENDA -MINCEUR

Du au	**lundi**	**mardi**	**mercredi**	**jeudi**
Café/Thé				
Pain				
Beurre				
Fromage blanc				
Fruits				
Divers				
Collation de 10 heures				
Salade				
Viande/Poisson/Œufs				
Garniture				
Fromage/Yaourt				
Pain				
Fruits				
Divers/Dessert				
Vin/Bière/Soda				
Café/Thé				
Collation de 16 heures				
Salade				
Viande/Poisson/Œufs				
Garniture				
Fromage/Yaourt				
Pain				
Fruits				
Divers/Dessert				
Vin/Bière/Soda				
Café/Thé/Tisane				
TOTAL QUOTIDIEN				

Du au	**vendredi**	**samedi**	**dimanche**	**POIDS**
Café/Thé				
Pain				
Beurre				
Fromage blanc				
Fruits				
Divers				
Collation de 10 heures				
Salade				
Viande/Poisson/Œufs				
Garniture				
Fromage/Yaourt				
Pain				
Fruits				
Divers/Dessert				
Vin/Bière/Soda				
Café/Thé				
Collation de 16 heures				
Salade				
Viande/Poisson/Œufs				
Garniture				
Fromage/Yaourt				
Pain				
Fruits				
Divers/Dessert				
Vin/Bière/Soda				
Café/Thé/Tisane				
TOTAL QUOTIDIEN				

Du au	**lundi**	**mardi**	**mercredi**	**jeudi**
Café/Thé				
Pain				
Beurre				
Fromage blanc				
Fruits				
Divers				
Collation de 10 heures				
Salade				
Viande/Poisson/Œufs				
Garniture				
Fromage/Yaourt				
Pain				
Fruits				
Divers/Dessert				
Vin/Bière/Soda				
Café/Thé				
Collation de 16 heures				
Salade				
Viande/Poisson/Œufs				
Garniture				
Fromage/Yaourt				
Pain				
Fruits				
Divers/Dessert				
Vin/Bière/Soda				
Café/Thé/Tisane				
TOTAL QUOTIDIEN				

Du au	**vendredi**	**samedi**	**dimanche**	**POIDS**
Café/Thé				
Pain				
Beurre				
Fromage blanc				
Fruits				
Divers				
Collation de 10 heures				
Salade				
Viande/Poisson/Œufs				
Garniture				
Fromage/Yaourt				
Pain				
Fruits				
Divers/Dessert				
Vin/Bière/Soda				
Café/Thé				
Collation de 16 heures				
Salade				
Viande/Poisson/Œufs				
Garniture				
Fromage/Yaourt				
Pain				
Fruits				
Divers/Dessert				
Vin/Bière/Soda				
Café/Thé/Tisane				
TOTAL QUOTIDIEN				

Du au	**lundi**	**mardi**	**mercredi**	**jeudi**
Café/Thé				
Pain				
Beurre				
Fromage blanc				
Fruits				
Divers				
Collation de 10 heures				
Salade				
Viande/Poisson/Œufs				
Garniture				
Fromage/Yaourt				
Pain				
Fruits				
Divers/Dessert				
Vin/Bière/Soda				
Café/Thé				
Collation de 16 heures				
Salade				
Viande/Poisson/Œufs				
Garniture				
Fromage/Yaourt				
Pain				
Fruits				
Divers/Dessert				
Vin/Bière/Soda				
Café/Thé/Tisane				
TOTAL QUOTIDIEN				

Du au	**vendredi**	**samedi**	**dimanche**	**POIDS**
Café/Thé				
Pain				
Beurre				
Fromage blanc				
Fruits				
Divers				
Collation de 10 heures				
Salade				
Viande/Poisson/Œufs				
Garniture				
Fromage/Yaourt				
Pain				
Fruits				
Divers/Dessert				
Vin/Bière/Soda				
Café/Thé				
Collation de 16 heures				
Salade				
Viande/Poisson/Œufs				
Garniture				
Fromage/Yaourt				
Pain				
Fruits				
Divers/Dessert				
Vin/Bière/Soda				
Café/Thé/Tisane				
TOTAL QUOTIDIEN				

Imprimé en France sur Presse Offset par

BRODARD & TAUPIN

GROUPE CPI

13170 – La Flèche (Sarthe), le 21-05-2002
Dépôt légal : mai 2002